JN094952

ナース・CEが楽しくイメージできる

バカテのはなしをしましょうか

著 **野崎暢仁**

医療法人新生会総合病院高の原中央病院
臨床工学科 ME センター／
西日本コメディカルカテーテルミーティング（WCCM）
副代表世話人

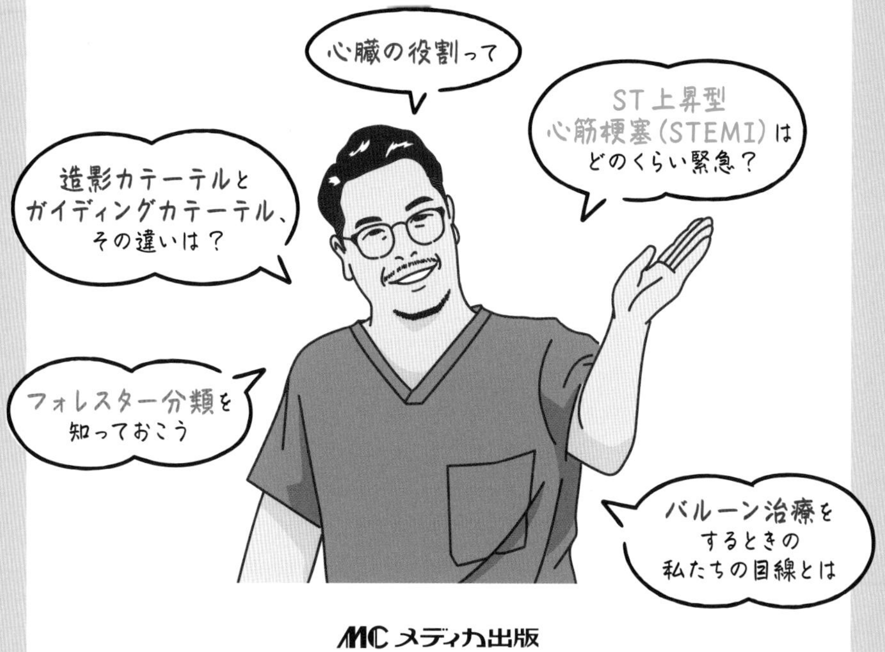

看護師の「学び」メディア メディカ LIBRARY
3年連続 閲覧数1位!

心臓の役割って

ST上昇型 心筋梗塞（STEMI）は どのくらい緊急?

造影カテーテルと ガイディングカテーテル、 その違いは？

フォレスター分類を 知っておこう

バルーン治療を するときの 私たちの目線とは

MC メディカ出版

は じ め に

　私が心臓カテーテル検査・治療にイチバン大切だと思うもの、それは**情報**です。情報が患者さんを安心・安全な治療に導きます。

心カテを知る

　心カテに関係するすべてのスタッフは、**まずは心カテというものを知らなければなりません。**自分が担当する患者さんが、いまから「何のために、何をするのか？」ということは、知っておかなくてはいけないことだと思います。

　病棟・外来スタッフも同じです。その患者さんが、「これからどのような治療をするのか？」「これまでどのような治療をしてきたのか？」ということは、知っておかなくてはなりません。それが医療を提供する私たちの仕事なのです。

　患者さんに安全に治療を受けてもらえるように、医師がやるのではなく、先輩がやるのではなく、「私が、私のできることをやるんだ！」という気持ちが大切です。患者さんに安心してもらえるように、患者さんの疑問に答えられるような情報をまずはもっておきましょう。

患者さんを知る

　特に心カテスタッフは、心カテ室に入ってきた患者さんと「はじめまして」ではいけないと思うんです。それは、「術前訪問をしよう！」ということだけではありません。**心カテ室に入ってくる患者さんの情報をあらかじめ知っておこう**ということです。

　身長・体重を知っておくことによって、薬剤の投与量などをあらかじめ決めておくことができます。腎機能を知っておくことによって腎保護のため造影剤の使用を最小限にとどめたり、アレルギー歴を知っておくことで造影剤アレルギーの発症に備えて、あらかじめ万全の準備をしておくことができるでしょう。心カテ室で待つ私たちが、「〇〇さん待ってましたよ、あなたのことはわかっていますよ！」ってお迎えすることが

できれば、患者さんは安心して身を任せてくれるでしょう。

情報を共有する

　さらに心カテチームにとって重要なのは、**もっている情報を共有する**こと。私だけが知っている情報、病棟だけが知っている情報、医師だけが知っている情報……。それらは、情報としてはとても小さなものになってしまいます。

　情報は、チーム内で共有することにより、より大きな情報になります。それぞれがもっている情報が重なり合うことによって、より深いものになり、それが結びつき合うことによって、治療を行ううえで有益で大切な情報になるのです。

情報を生かす

　最後に、**最も重要なのは、情報を生かす**こと。情報は貯蓄するために収集するのではありません。生かすために情報収集するのです。

　心カテスタッフは、事前に収集された情報から、患者さんに合わせて、それぞれのシチュエーションに合ったモニタリングをする必要があります。

　ここまでお話ししたように、心カテにかかわるすべての方にとって大切なもの、それは情報です。**心カテを知る、患者さんを知る、情報を共有する、情報を生かすことによって、患者さんに安心・安全な治療を提供できます。**本書が、読者の皆さんに役立つ一冊になれば幸いです。この本を読んだ方が、心臓に、そして心カテに興味をもち、もっと知りたいと思ってもらえたらうれしいです。

2023年8月

野崎暢仁

ナース・CEが楽しくイメージできる
心カテのはなしをしましょうか

CONTENTS

第3章　冠動脈治療が身につくはなし

第1章

心臓の解剖が
身につくはなし

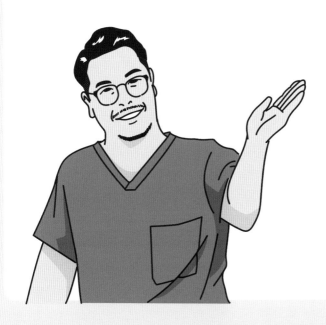

1 心臓の役割

☑ 心臓をコントロールする交感神経・副交感神経

　心臓ってめっちゃ動いてる。1分間に60回動くとしたら、60回×60分で1時間に3,600回。24時間で86,400回。60回/分の一定に動いていればなんですが。**心臓の動くスピードは、カラダの動きによってコントロールされています。**実際はカラダの動きではなく、**交感神経・副交感神経の働きによってコントロールされている**んです。

　普通に活動するだけでも交感神経は亢進しますが、運動したり……、緊張したり……、戦ったり……、そしてイライラしたり。そんなときには、汗がいっぱい出たり、血圧が上がったり、呼吸が速くなったり、心臓だけでなくカラダは各部位が連携をとって活発に動くことになりますね。

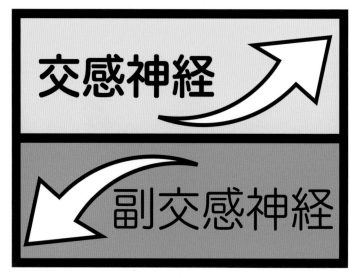

　お風呂に入ったり、寝たり、心安らぐ人と食事をしたり、ゆったりとした心地よい時間を過ごしていると、副交感神経が優位になります。

私たちは、活動すると交感神経が優位に立ちます。**交感神経が優位に立つと、心臓の動き（心拍数）が速くなります。**

　すべては交感神経によってコントロールされているんですね。そりゃー疲れますよね。特に、緊張感ある仕事を毎日している看護師の皆さんは交感神経優位に立ちまくり。まだ仕事に慣れない、職場に馴染めていない新人さんや若手の皆さんは、特に毎日毎日、疲労困憊ですよね。

　反対に、**カラダをいたわり休めたいときには、副交感神経が優位に立ちます。**ゆったりとした心地よい時間を過ごしているときには、心拍数は落ち着き、ゆっくりしたスピードになります。

☑️ 心拍数でカラダ全体をコントロール

　毎日、そのとき、そのときに心拍数は変動しています。これによって、カラダ全体をコントロールしているのです。カラダのすべての臓器（組織）は、血液を栄養分として活動しています。カラダの動きによってそれぞれの臓器の栄養分の必要量は違ってきます。血液を届ける心臓は、拍動の回数を変動させることによって、各臓器に届ける血液量をコントロールしているのですね。

　ここで大切な式をひとつ。

超大切！

$$SV \times HR = Co$$

※SV：一回拍出量(stroke volume)、HR：心拍数(heart rate)、Co：心拍出量(cardiac output)

　Coは心拍出量といい、心臓から拍出される血液の量のことです。つまり、全身の臓器に届けられる血液の量。この式はかけ算になっているので、全身に届ける血液の量を増やしたければ「心拍数」を上げればいいのですね。

SV×HR＝Co という式は、ヒトのカラダを診るうえでとっても大切な式だと思っています。この先、心臓・循環器系のお話をするなかで、ちょいちょいこの式が出てくるかと思います。ぜひ、皆さんも覚えてください。

2 心臓はどうやって動いているのか？

☑ 心臓の部屋の役割は

心臓は筋肉の塊（＝心筋）でできているんですよね。心臓はご存じのとおり、**左右の心房と左右の心室の４つの部屋に分けられています**。

全身をめぐった血液は、上大静脈・下大静脈より右心房へ、そして冠動脈によって心臓をめぐった血液は冠静脈洞から同じく**右心房**に注ぎ込まれます。血液を受け取った右心房は真下の部屋、**右心室**へ血液を届けます。

右心房と右心室の間には三尖弁と呼ばれる扉がありますが、右心房は扉をこじ開けることなく、右心室が動くことによって乳頭筋につながった腱索が三尖弁を操り人形のように引っ張り、三尖弁の扉を開けます。扉が開くことによって右心房は容易に血液を右心室に届けられます。

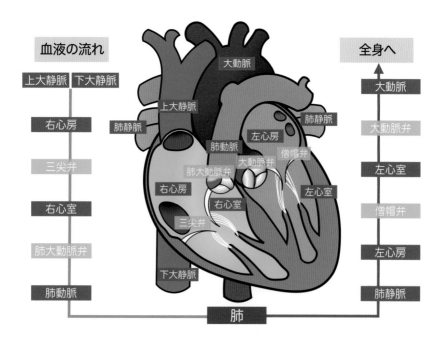

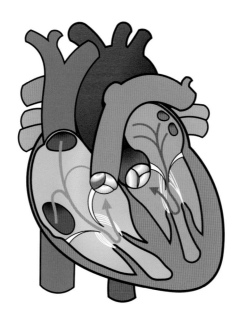

左心房から**左心室**への血液の流れも同じです。肺で酸素化された血液は肺静脈から左心房へ注ぎ込まれ、僧帽弁が開かれると左心室に届けられます。左心室に届けられた血液は、左心室の筋力がフルに使われることによって、頭のテッペンから指先まで全身の隅々に届けられるのです。

 私たちがいつもみている血圧は、この血液が流れる様子を圧力で表現しているのですね。

M E M O

....
....
....
....
....
....
....
....
....
....

3 よい血圧はタイミングが すべて

☑ よい血圧は左心室だけでは生み出せない

全身に流れる血液の勢いは、すべて左心室の筋力が生み出すのでしょうか？左心室のがんばりだけでは、よい血圧は生み出せないんですよね。

右心房が全身の血液をキャッチし、右心室にうまく届けて、右心室がその血液を勢いよく肺に届けます。肺で酸素化された血液は左心房に届けられ、タイミングよく左心室へ渡されます。

☑ すべての条件が揃ったときによい血圧が生まれる

よいタイミングで、ほどよい量の血液を受けとった左心室は、自慢の筋力で勢いをつけて、血液を全身に送り出します。心臓は、4つの部屋がそれぞれの役目を果たすことで、血液の流れの勢いをつくり上げているのですね。

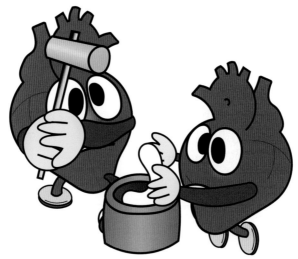

餅つきのように、ほどよい量の餅米を臼に入れ、ほどよい量の水をつけ、息を合わせてタイミングよく混ぜながら、杵で勢いよく突く。心臓の中を巡る血液はすべての条件が揃ったときに、おいしい餅……ではなく、よい血圧が生まれます。

4 心臓には血管が張り巡らされている

☑ 心臓に張り巡らされた冠動脈

　ヒトはご飯を食べてエネルギーを摂っています。クルマはガソリンや電気をエネルギーとして動いています。では、心臓のエネルギーは？ 血液です。**心臓の筋肉（心筋）は、血液をエネルギーとして動いています**。心臓の表面には血管が縦横無尽に走って心筋に血液を届けており、この血管を**冠動脈（冠状動脈）**といいます。まるで心臓に冠が被さったかのように血管がのっかっているから、冠動脈っていうらしいです。

　冠動脈は大きく分けて右冠動脈と左冠動脈の２本があり、さらに左冠動脈は前下行枝と回旋枝に分かれます。冠動脈は「右冠動脈と左冠動脈の左前下行枝、回旋枝の3本があります」と表現されることが多いですね。

　3本の冠動脈のメインストリートは心臓の４つの部屋の境界を走っています。3本の冠動脈は、ラグビーボールのような形をした心臓に余すところなく張り巡らされ、栄養を送っているのです。

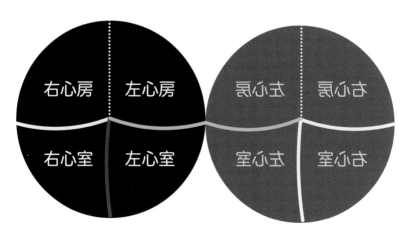

右冠動脈(黄色線)は右心房と右心室の境界を心臓の前面から後面にグルッとまわり右心室と左心室の境界を走ります。左前下行枝(赤色線)は、心臓の前面、右心室と左心室の境界を走り、回旋枝(青色線)は、左心房と左心室の境界を前面から後面に向かっていきます。

☑ 冠動脈が心臓に余すところなく血液を送り届ける

　心臓カテーテル検査・治療で冠動脈造影検査（coronary angiography；CAG〔シーエージー〕）をすると、冠動脈が映し出されます。

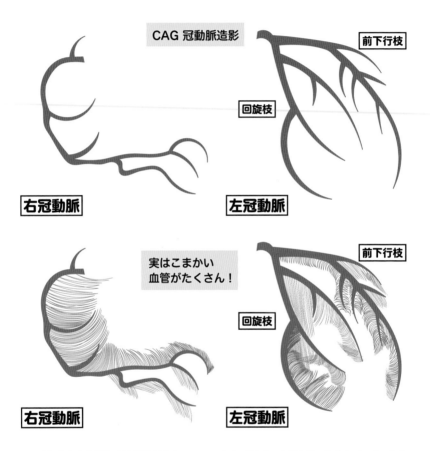

それぞれの血管からは側枝が生えていて、メインストリートがカバーしきれていないところへ向かって走行しています。

　右冠動脈は、右心房と右心室の間を通ってぐるっと後ろ側へ、そして心臓の下の壁に向かって最終的には心臓の先のほうへ伸びています。左前下行枝は、心臓の前側の壁をまっすぐ心臓の先のほうへ向かって伸びています。回旋枝は、左心房と左心室の間をぐるっと後ろ側に向かって伸びています。

例えば、右冠動脈には入口付近に洞結節動脈という側枝が存在します。その名のとおり、刺激伝導系の洞結節を栄養している血管です。その他にも右室枝（RVブランチ：右心室の表面を栄養する枝）と呼ばれる側枝もあります。

左前下行枝からは、対角枝や中隔枝、さまざまな側枝が枝分かれしています。

冠動脈造影では、メインストリートから分かれた太めの側枝までが映し出されますが、それでも造影され映し出される血管は冠動脈のほんの一部なんです。実は**冠動脈からは無数の微小（毛細）血管が生えていて、心筋にくまなく栄養が行き渡るようになっている**んです。

 心臓は筋肉の塊。筋肉は血液によって栄養をもらい、がんばって、がんばって動き続けています。血液の届いていない心筋はありません。冠動脈は、心臓全体に余すことなく血液を届けているのです。

MEMO

....
....
....
....
....
....
....
....
....
....
....
....
....
....
....
....
....
....
....
....
....

5　冠動脈には番号が付けられている①：右冠動脈

☑ 冠動脈には番号が付いている

　冠動脈は大きく分けて3本あり、右冠動脈1本と左冠動脈は前下行枝・回旋枝の2本とがあります。そして、冠動脈には番号が付いています。その番号は、米国心臓協会（American Heart Association；AHA）によるAHA分類[1]に準じて、Seg.1から14（または15）まであります（Seg.＝セグメント＝番号）。右冠動脈は、Seg.1から4。左冠動脈の根元がSeg.5、前下行枝はSeg.6から10、回旋枝はSeg.11から14（または15）です。

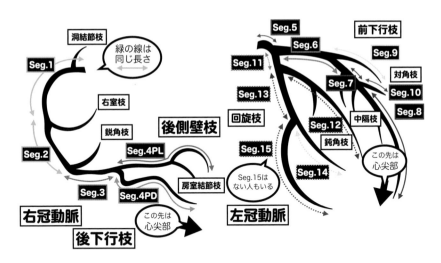

☑ 右冠動脈：Seg.1〜4

Seg.1、Seg.2

　まずは右冠動脈から！　いきなりややこしいことをいいますが、右冠動脈の入り口から鋭角枝という枝（鋭角枝についてはこの後説明します）までをSeg.1から2としています。Seg.1と2の境界は入り口から鋭角枝までを2等分したところで、前半分がSeg.1、後半分がSeg.2と定義されています。定

義では2等分した前半分・後半分と決められていますが、実際の臨床上では便宜上、右室枝（RVブランチ）を境目としてSeg.1と2が分けられることが多いです。

Seg.3

Seg.2の続きはSeg.3。心臓の後ろ側からぐるっと回って下の方へ（下壁）。ここから大きな分かれ道となり、Seg.4PLとSeg.4PDに分かれます。

Seg.4

Seg.4PL

Seg.4PLのPLはposterolateral branch。postero（ポステロ）＝後ろの、lateral（ラテラール）＝横っちょ、branch（ブランチ）＝枝、つまり後側壁枝といいます。4PLは、4PLから枝分かれしている血管が刺激伝導系の房室結節のほうに伸びているということもあって4AV（AV：atrioventricular branch／atrio〔エートリオ〕＝心房、ventricular〔ヴェントリキュラー〕＝心室、branch＝枝）とも呼ばれます。

Seg.4PD

Seg.4PDのPDはposterior descending branch。posterior＝後ろを、descending（ディッセンディング）＝下っていく、branch＝枝、後下行枝といいます。後ろを下る枝で後下行枝。後下行枝の"後"を"前"に変えると……前下行枝！ 後ほどお話しする左冠動脈の前下行枝になるのです。心臓の前側を下っているのが前下行枝、後ろ側を下っているのが後下行枝（Seg.4PD）、やがてこの2本の冠動脈は心臓の先っちょ（心尖部：apex〔アペックス〕）でゴッツンコします。たいていの場合（約6割）、前下行枝のほうが少し長くて、心尖部を巻いて後ろ側に伸びているといわれています。

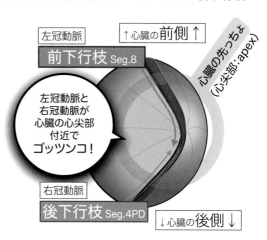

引用・参考文献

1）　日本循環器学会. 慢性冠動脈疾患診断ガイドライン（2018年改訂版）. https://www.j-circ.or.jp/cms/wp-content/uploads/2020/02/JCS2018_yamagishi_tamaki.pdf（2023年7月閲覧）

6 冠動脈には番号が付けられている②：左冠動脈・前下行枝・中隔枝・対角枝

☑ 左冠動脈：Seg.5

では、話を左冠動脈に移していきましょう。**左冠動脈の根元は左冠動脈主幹部、Seg.5です。**LMT（エルエムティー）と呼ばれたりもしますが、これは左冠動脈主幹部：left main trunk ＝左のメインの幹（みき）という意味なんですね。

この部分は文字どおり左冠動脈の幹の部分であり、前下行枝と回旋枝の根元になるので、ここに何らかの影響が及ぶと左冠動脈が栄養している部分は全滅。心臓の大きな範囲で栄養（血液）が流れなくなるので、たいへん大きな大きなダメージにつながり、命の危険があります。

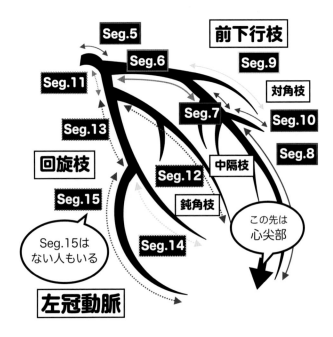

☑前下行枝：Seg.6〜10

　次にお話しするのは前下行枝。**心臓の前側を下る枝。それが前下行枝にな
ります。前下行枝はSeg.6から10までの番号が付けられています。**では、番
号の付け方についてお話しします。

Seg.6

　LMTの終わりから始まるのがSeg.6です。次に出てくる1本目の「中隔枝」
までをSeg.6としています。前下行枝には、左右に分かれる2種類の枝が存
在します。1つは今出てきた「中隔枝」もう1本は「対角枝」の2種類です。

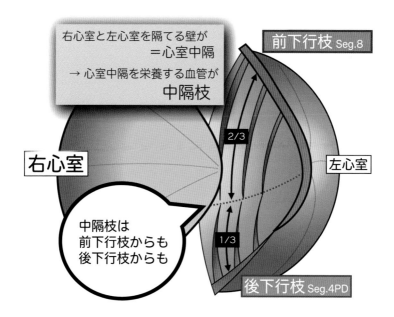

右心室と左心室を隔てる壁が
＝心室中隔

→ 心室中隔を栄養する血管が
中隔枝

前下行枝 Seg.8

右心室

左心室

中隔枝は
前下行枝からも
後下行枝からも

後下行枝 Seg.4PD

2/3

1/3

Seg.7、Seg.8

　Seg.6はLMTから1本目の中隔枝まででしたが、それ以降はSeg.7になり
ます。Seg.7の終わりは2本目の「対角枝」になります。間違ってはいけま
せん！ Seg.6の終わりは1本目の「中隔枝」、Seg.7の終わりは2本目の「対
角枝」です。前下行枝Seg.7以降はSeg.8になります。

☑中隔枝：ー（※番号なし）

　中隔枝は、右心室と左心室を隔てる壁「心室中隔」を栄養する血管です。

セプタールとも呼ばれる中隔枝は、前下行枝から心室中隔の2/3を栄養しています。

　では残りの1/3は？ Seg.4PDが心臓の後ろ側から心室中隔に向けて中隔枝を出しています。心室中隔でも前下行枝とSeg.4PDがゴッツンコしてるんですね。

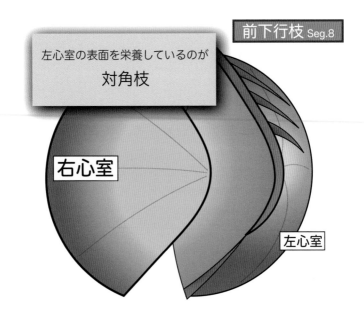

左心室の表面を栄養しているのが
対角枝

前下行枝 Seg.8

右心室

左心室

☑対角枝：Seg.9〜10

　前下行枝から出ているもう1つの枝が対角枝です。この枝は左心室の表面を栄養している大切な枝です。番号は順番が前後しますが、1本目の大きな対角枝をSeg.9。2本目をSeg.10としています。D1・D2とかダイアゴとか呼ばれたりしますね。

ちなみに、最後に皆さんにとって最も興味がないであろう話を一つ。私の冠動脈は、右冠動脈が限りなく小さく、左冠動脈の回旋枝がどえらく大きい。これを、「右冠動脈が低形成（ハイポプラスティ）で、回旋枝優位」と表現します。ついでに、左冠動脈主幹部は人より長いようです。右冠動脈の栄養範囲は小さい。その代わりに左冠動脈の栄養範囲は大きい。ということは、私の心臓は左冠動脈のおかげで動いている。でも、その頼みの綱の左冠動脈の根元、主幹部は長い。長いということは、その部分で何か起こる確率は高いのか?! 私の心臓は左冠動脈が頼みの綱なのに……LMTに何かあったときには……。

7 冠動脈には番号が付けられている③：回旋枝

☑ 回旋枝：Seg.11〜14（または15）

Seg.11

回旋枝はSeg.11から14（または15）と番号が付けられています。LMTから枝分かれした**回旋枝の根元はSeg.11**と呼びます。Seg.11の終わりは（多くは）1本目の大きな枝Seg.12までをSeg.11とします。

Seg.12

Seg.12は左心室の表面を走っていきます。**Seg.12は別名を「鈍角枝」**といいます。鈍角枝は、OM（obtuse marginal branch〔オーエム〕）と呼ばれたりします。右冠動脈で「鋭角枝」（Seg.1から2）という血管が出てきたと思います。「鈍角」と「鋭角」。この2つは対義語になっていますが、右冠動脈の鋭角枝は右心室の表面を走っており、右心室は輪切りにすると三角形のカタチをしているのです。その頂点を走っているので鋭角枝といいます。それに対して、鈍角枝は、まん丸な左心室の表面を走っているので鈍角枝と呼ばれているのですね。

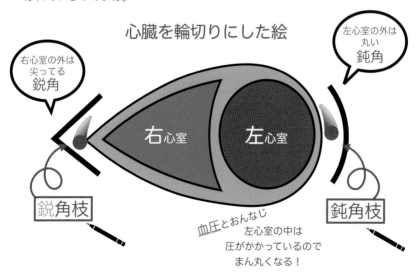

心臓を輪切りにした絵

右心室の外は尖ってる 鋭角

左心室の外は丸い 鈍角

右心室

左心室

鋭角枝

鈍角枝

血圧とおんなじ
左心室の中は
圧がかかっているので
まん丸くなる！

なぜ左心室はまん丸なのか？ 心臓は筋肉でできた袋。左心室にはいつも皆さんが見ている血圧と同じ高い圧がかかっています。左心室は風船のように常にパンパンの状態なのですね。そのため、輪切りにするとまん丸なカタチをしているのです。

Seg.13

　回旋枝は、Seg.12を出した後のSeg.11に続いてSeg.13になります。間違ってはいけないのが、**Seg.11に続いてSeg.13**だということです。

Seg.14（または15）

　Seg.13は続いてSeg.14につながります。Seg.13の部分で、Seg.14とSeg.15に分かれる人と、Seg.15は存在しない人がいます。**冠動脈はSeg.14までの人とSeg.15までの人がいる**んですね。それは、右冠動脈と回旋枝の大きさによって変わるんです。

　右冠動脈が大きい人は、後下行枝はSeg.4PDが前下行枝の裏側を走っています。しかし、右冠動脈が小さく回旋枝が大きい場合は、後下行枝は回旋枝のSeg.15がその部分を栄養するのです。

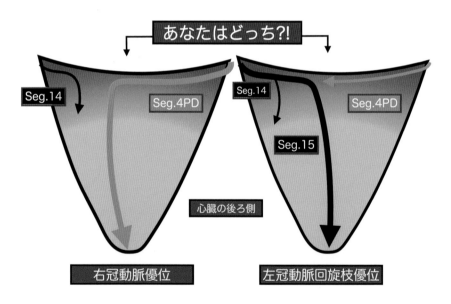

あなたはどっち?!

Seg.14　Seg.4PD

Seg.14　Seg.4PD

Seg.15

心臓の後ろ側

右冠動脈優位　　　左冠動脈回旋枝優位

 人の顔がそれぞれ違うように、冠動脈の大きさも人によって違うのです。それによって、栄養している範囲が変わるってことを覚えておいてくださいね！

8 動脈血管の構造は？

☑️ 動脈血管は3層構造になっている

動脈血管について考えてみましょう。**動脈血管の壁は3層構造になっています**。いちばん外側はガッチリと**外膜**が血管を守っています。3層構造の真ん中は、まるでゴムのように伸び〜る**中膜**があり、いちばん内側には血液と接する内皮細胞とともに、"うすうす（薄々）"の**内膜**が存在しています。

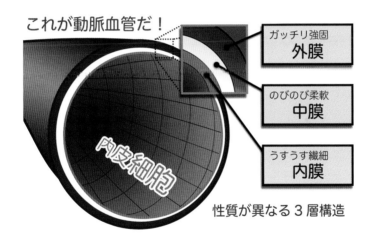

これが動脈血管だ！

内皮細胞

ガッチリ強固
外膜

のびのび柔軟
中膜

うすうす繊細
内膜

性質が異なる3層構造

☑️ 動脈血管は血圧の変動に対応している

血圧は常に変動し続けています。寝ているとき、運動したとき、興奮したとき、リラックスしたとき。そのときの状況に応じて変動する血圧に柔軟に対応するのが、中膜の役割なんです。

でも、伸びっ放しではいけません。中膜をガッチリ外側から支えるのが外膜。そんじょそこらのチカラでは血管が破裂しないように、外膜がガッチリと守っているのです。

一方、内膜・内皮細胞は繊細な"うすうす"の膜です。何らかの影響があると、すぐに内膜はダメージを受けてしまいます。

23

9 動脈硬化にとってのリスクファクターは？

☑ 動脈硬化のリスクファクター

　動脈硬化とは、心筋梗塞・狭心症の原因となるものです。では、いったい動脈硬化はどのようにしてつくられていくのか？ **動脈硬化のリスクファクター（危険因子）には、高血圧・糖尿病・喫煙・脂質異常症などが挙げられています。**これらが問題だから心筋梗塞になりやすいんですよね。では、高血圧・糖尿病・喫煙・脂質異常症の何が悪いんでしょうか？

　例えば、高血圧は文字どおり血圧が高い状況です。血圧が高い、つまりそれは血管に常に高い圧がかかっていることになります。ある程度は中膜が柔軟に対応してくれて、外膜がガッチリと守ってくれるのですが、高い圧の状況が長く続くと、3層構造のうちの、いちばん脆い内膜・内皮細胞にひびが入ってしまいます。これが動脈硬化の始まりなんです。

　高血圧の人は特に内膜のダメージが大きく、ひび割れがひどくなるのですね。糖尿病は組織を脆くするような性質の病気なので、内膜・内皮細胞にダメージを受けやすいんです。喫煙も血管を縮こませたりするので血管にとってよくないんですね。**内膜・内皮細胞にダメージを受ける。これが動脈硬化の第1ステップ**です。

この内膜・内皮細胞のダメージは、高血圧でなくとも10歳代後半から始まるといわれています。これを読んでくれているあなた！ まだまだ「私は若いもん！」って思っているかもしれませんが、もうすでに始まっていますよ。動脈硬化！

☑ コレステロールの悪い奴とよい奴

　では、第2ステップ。「コレステロールが高いねん」とか、よく聞きます。皆さんもよく知っているように、コレステロールには悪い奴とよい奴の2種類いるんですね。それが**悪玉（LDL）コレステロールと善玉（HDL）コレステロール**です。

　「コレステロール高いねん」の**高くてダメなのが、LDLコレステロール**ですね。LDLコレステロールは肝臓でつくられたコレステロールを全身へ運ぶ

役割をしています。これが高いと動脈硬化の要因となります。

　一方、HDLコレステロールは増えすぎたコレステロールを回収もするし、血管壁にたまったコレステロールを取り除くこともしてくれる、めちゃくちゃいい奴なんです。

 LDLを減らし、HDLを増やすためには、食生活が大切なんですね。豆腐・納豆の大豆タンパクはLDLの吸収を抑えます。アジやサンマなどに代表されるDHA（ドコサヘキサエン酸）などは、HDLコレステロールを下げずにLDLコレステロールを下げるんですって。さぁ、サバ食って豆腐食べよ。

☑ LDLとHDLの危険な数値

　さてさて、LDLコレステロールが動脈硬化の要因のようですが、**LDLの指標は140mg/dLがキーポイント**のようですね。LDL140以上で高コレステロール血症ということで脂質異常症になるようです。でも、この数値は健康な人（まだ心筋梗塞などを診断されていない人）に当てはまる数値のようで、すでに心筋梗塞などの動脈硬化性の疾患を診断された人は、LDLを90以下にすることが再発防止に大切のようです。とにかく、LDLは高いとダメなんです。

脂質異常症

LDL コレステロール	**120〜139**	mg/dL	境界域**LDL**コレステロール血症
	140	mg/dL 以上	高**LDL**コレステロール血症
HDL コレステロール	**40**	mg/dL 未満	低**HDL**コレステロール血症
[TG] 中性脂肪 トリグリセライド	**150** 空腹時	mg/dL 以上	高トリグリセライド血症

　一方、HDL（善玉）はどうでしょう。HDLの場合は前述したとおり、コレステロールを回収してくれる働きをしているので、多いほうがいいんですね。40mg/dL未満になると低HDLコレステロール血症となり、これも脂質異常症になるんですね。

LH比で血管の動脈硬化を予測する

　血管に動脈硬化が存在するかどうかを予測できる簡単な計算式をLH比というのですが、LDLとHDLの比なんですね。分母にHDLの数値を、分子にLDLの数値をもってきて割るだけです。

　この式で出てきた数値が1.5以下であればセーフです。2.0以上であればイエローカード。コレステロールが血管内にたまっている可能性があります。2.5以上であればこれはこれは要注意ですね。急性心筋梗塞を起こし、突然胸が痛くなったりするかもしれません。

動脈硬化がある危険性は ??

かんたん
予測

$$LH比 = \frac{LDLコレステロール}{HDLコレステロール}$$

1.5 以下	コレステロールが血管内に蓄積している可能性は低い
2.0 以上	血管内にコレステロールの蓄積が増えて動脈硬化が疑われる
2.5 以上	プラーク破綻などのリスクが高い状態

　「この患者さん、治療になるのかな?!」、そんな予測が立てられたら、その日の段取りがうまくいきますね。そんなときにチェックしてみたいのが、血液データのLDLとHDLです。前述の式に値を入れてLH比を出してみると、患者さんの冠動脈に動脈硬化がある可能性を予測することができ、治療になるかどうかを考えながら、心の準備くらいはできるかも……。皆さんもやってみてください。

第1章　心臓の解剖が身につくはなし

10　動脈硬化が起こるとき

コレステロールが侵入するとき

　動脈硬化ってどのようにして血管内に存在するか知っていますか？ 私はイメージとして、血管の内側にねっちょりと油（＝脂）のかたまりが付いているっていうイメージだったのですが、どうやら違うようです。

血中に含まれる**コレステロール（＝脂）**は、高血圧などの影響で亀裂の入った血管内膜を見つけると、その亀裂に侵入していきます。

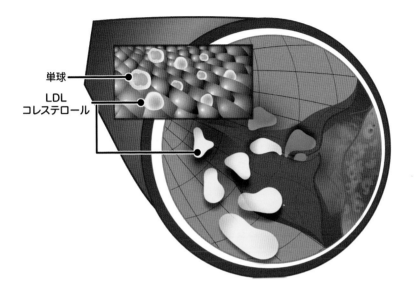

単球
LDL
コレステロール

　その様子をみていた単球（白血球のひとつ）が、「これはいかん！」と追いかけて内膜内に飛び込んでいきます。飛び込んだ単球は、「正義の味方」こと**マクロファージ**っていうやつになるんです。

　マクロファージは、侵入しているコレステロールを次から次へと取り込んでいくのです。すごい！　マクロファージはその後、脂成分を血管から追い出してくれる！　と思いきや……取り込みすぎて満腹になったのか、その場で死滅していくのです。なんじゃそりゃ……。これが動脈硬化です。たまっているものを**プラーク（＝粥腫）**と呼んでいます。プラークは、血管の内側にねっちょり付いているのではなく、**血管の内膜と中膜の間に存在**するのですね。

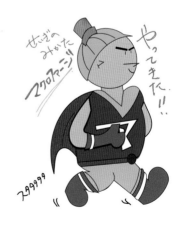

✅プラークはカルシウムが大好物

　動脈硬化の中身には脂成分がたっぷり含まれています。その表面は線維性

被膜って呼ばれるものにガッチリと覆われています。線維性被膜っていうのは、エリンギのような繊維と同じようにしっかりとした細い糸状のものです。これが束になってプラークを覆っているのです。

　プラークは、カルシウムが大好物です。石灰化っていう言葉を聞いたことがありますか？ **石灰化というのは、プラークにカルシウムが沈着することによってできる**ものです。CTなどで血管を写すと、大動脈や冠動脈のところに白く輝くものが見つかります。これが石灰化なのです。

　プラークはカルシウムが大好物なので、正常な血管に石灰化は存在しません。プラークがあるところには、石灰化があるのです。逆にいうと、CTなどで石灰化を見つけると、「そこにはプラークがあるよ！」っていう目印になるんです。

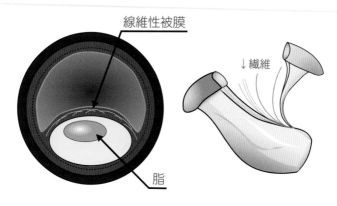

線維性被膜

↓繊維

脂

　プラークは次第に大きくなり、やがてはそれを覆っていた内膜と線維性被膜が耐えきれなくなり、破裂してしまいます。それが**プラーク破綻**です。

　プラークが破裂した部分を修復しようとして、血小板が集まります。せっせと修復作業をしてくれるのですが、これが血流の邪魔になり、血液がよどんで固まって**血栓**となります。そして、血栓により冠動脈が塞がり、血流が途絶えてしまって、心臓の筋肉に血液が届かなくなると、**虚血状態**となります。これによって心筋の壊死が始まれば、**心筋梗塞**ということになります。

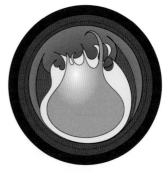

中身のプラークは血流に乗って流れていき、破裂した膜は血流によりペラペラとはためいてしまいます。

急性冠症候群（ACS）の症状・観察項目が身につくはなし

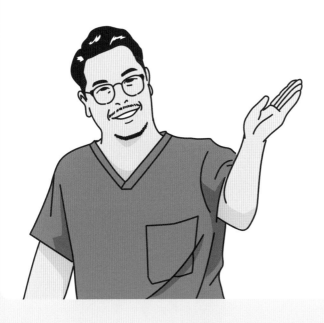

1　虚血性心疾患になる要因は？

☑ 虚血性心疾患は2つの要因がかかわっている

　みなさん、狭心症と心筋梗塞の違いってご存じでしょうか？**「狭心症は胸が痛い時間が短く、心筋梗塞は長い」**って、学校で習った記憶がありますね。では、なぜ胸が痛い時間の長さが違うのでしょうか？

　冠動脈に血液が流れる。それは心臓の筋肉（心筋）に栄養（＝血液）を流すためなんですね。その血流が乏しくなったとき、または血流がなくなったときに、心筋に栄養が届かなくなる。その状態を虚血が起こっているといいます。病名でいうと、**虚血性心疾患（ischemic heart disease（イスケミック・ハート・ディジーズ）；IHD）**です。

　心筋に血液が届いていない状態を総称して虚血性心疾患っていうんですね。虚血性心疾患の要因は通常、大きく分けて2つあります。1つは**動脈硬化**、そしてもう1つは冠動脈が痙攣して血流が乏しくなったり、なくなったりする**冠攣縮性狭心症（vasospastic angina（バソスパスティック・アンジャイナ）；VSA、通称：スパスム）**です。

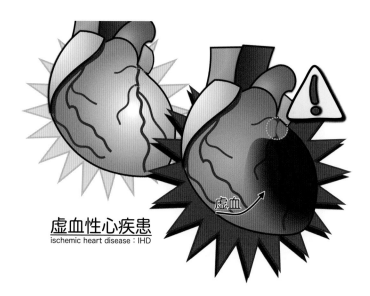

虚血

虚血性心疾患
ischemic heart disease：IHD

2 冠攣縮性狭心症の症状と診断の流れ

☑ 冠攣縮性狭心症の症状とは

　冠攣縮性狭心症のほうからお話ししましょうね。冠攣縮性狭心症は、安静時狭心症ともいわれます。安静にしているときにも突然襲う胸痛……。さて、どんな狭心症なのでしょう?!

　動脈血管はときおり、痙攣を起こすんです。痙攣のことを攣縮（れんしゅく）って呼ぶんですが、攣縮が起こると血管が潰れてキュッと細くなるんですね。そうすると、冠動脈の血液の流れが悪くなり、心筋に血液が届きにくくなります。それでは心筋が十分に栄養を受けられなくなるので虚血状態になり、胸が痛いって症状が現れるんですね。

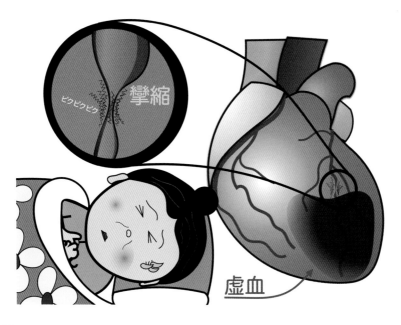

ビクビクビク
攣縮
虚血

日本人は比較的多いみたいです。その要因は喫煙がいちばん大きく、疲れやストレス、そしてアルコールの飲みすぎも影響します。

冠攣縮性狭心症は、「夜中・早朝に起こりやすい」のがいちばんの特徴です。そして、攣縮はいきなり起こるので、突然死の可能性もあります。

☑ 冠攣縮性狭心症の診断はつきにくい

診断は、なかなかつきにくいことがあります。症状があるときにちょうど

冠攣縮性狭心症の診断はこういう流れで行われる！

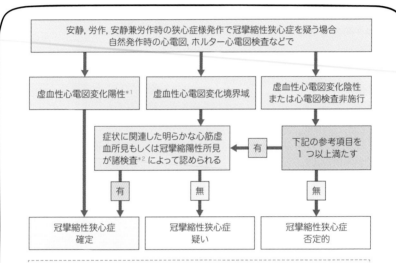

参考項目
硝酸薬により, すみやかに消失する狭心症様発作で, 以下の 4 つの項目の1つ以上が満たされれば冠攣縮疑いとする.
① とくに夜間から早朝にかけて, 安静時に出現する.
② 運動耐容能の著明な日内変動が認められる (とくに早朝の運動能の低下).
③ 過換気 (呼吸) により誘発される.
④ Ca 拮抗薬により発作が抑制されるが β 遮断薬では抑制されない.

冠攣縮性狭心症の診断アルゴリズム
[*1]: 明らかな虚血性変化とは, 12誘導心電図で, 関連する2誘導以上における一過性の0.1 mV以上のST上昇, または 0.1 mV以上のST下降か陰性 U 波の新規出現が記録された場合とする. 虚血性心電図変化が遷延する場合は急性冠症候群ガイドラインに準じ対処する.
[*2]: 心臓カテーテル検査における冠攣縮薬物誘発試験, 過換気負荷試験などをさす. なお, アセチルコリンやエルゴノビンを用いた冠攣縮薬物誘発試験における冠動脈造影上の冠攣縮陽性所見を「心筋虚血の徴候 (狭心痛および虚血性心電図変化) を伴う冠動脈の局所に誘発される一過性の完全または亜完全閉塞 (＞90％狭窄), または冠動脈の連続する2つ以上のセグメントに誘発される90％のびまん性血管収縮」と定義する.

日本循環器学会/日本心血管インターベンション治療学会/日本心臓病学会.
2023年JCS/CVIT/JCCガイドラインフォーカスアップデート版冠攣縮性狭心症と冠微小循環障害の診断と治療.
https://www.j-circ.or.jp/cms/wp-content/uploads/2023/03/JCS2023_hokimoto.pdf . 2023年7月閲覧

検査ができればよいのですが、なかなかそういうわけにもいきません。また、比較的若い人にも多いため、受診の機会も遅れてしまうようです。症状がいつもの痛みと一致すると、より確定診断の精度が上がるので、症状はきっちり聞いておきたいところですね。

　発作中の心電図が捉えられれば、おおかたの診断がつきます。そのためホルター心電図（24時間心電図）をします。その装着中に発作が出れば、ST低下などの心電図変化が認められます。それを受けて心臓カテーテル検査が行われます。

　心臓カテーテル検査では、まずはいつもどおり冠動脈造影をします。ただし、ニトロ（硝酸薬）は投与しません。ニトロを投与してしまうと、この後に施行する誘発試験の際に冠攣縮が誘発されなくなるので、ニトロは入れません。ちなみに、この誘発試験の2日前から、**内服しているカルシウム拮抗薬・硝酸薬があれば休薬することが望ましい**とされています。

　ニトロなしの冠動脈造影によって目立つ冠動脈狭窄がなければ、冠攣縮薬物誘発試験（アセチルコリン〔エルゴメトリン〕負荷試験）を行います。アセチルコリンやエルゴメトリンという薬を冠動脈に注入すると、冠攣縮が日ごろから起こっている人は、その場で攣縮が起こるんです。

　薬を入れて、このときの心電図と症状、そして冠動脈造影で狭窄度合いを確認します。薬を入れたことによって**心筋虚血兆候（症状・心電図変化）を伴う冠動脈の完全閉塞または90％以上の狭窄を認めた場合は、冠攣縮性狭心症が確定診断**[1]**される**ということになります。

☑ 冠攣縮性狭心症の診断後は、薬を飲み続けることに

　この冠攣縮性狭心症の治療は、風船を膨らませたり、ステントを入れたりという治療は行いません。治療は日常生活の管理（禁煙やストレス回避）と、カルシウム拮抗薬の内服となります。一度診断されるとずっと薬を飲み続けなければならないのはつらいところですね……。

とある有名スポーツ選手も若くして、この狭心症によって突然死されたと聞いたことがあります。とても恐い病気の一つですね。

引用・参考文献
1）　日本循環器学会／日本心血管インターベンション治療学会／日本心臓病学会. 2023年JCS/CVIT/JCC ガイドライン フォーカスアップデート版 冠攣縮性狭心症と冠微小循環障害の診断と治療. https://www.j-circ.or.jp/cms/wp-content/uploads/2023/03/JCS2023_hokimoto.pdf （2023年7月閲覧）

3 狭心症と心筋梗塞の違いって？

☑ 狭心症と心筋梗塞の違い

　心臓病でよく耳にする病気は、「狭心症」とか「心筋梗塞」です。では、その2つは何が違うのでしょうか？

　狭心症は、心臓の筋肉に血が足りていない状況で、それによって胸が痛いっていう症状が現れる病態のことをいいます。一方、心筋梗塞は、心臓の筋肉に血が足りていない状況と胸が痛くなる症状は同じですが、それによって心筋が壊死している病態のことをいいます。**「心臓の筋肉に血が足りていない」＝「心筋虚血が起こっている」**と表現します。

　心筋虚血によって症状が出るものを狭心症、心筋虚血が続くことによって心筋が壊死してしまったものを心筋梗塞というのですね。

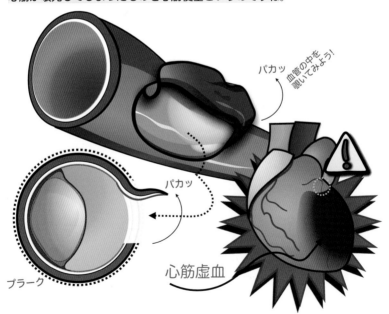

パカッ　血管の中を覗いてみよう！

パカッ

プラーク

心筋虚血

心筋が壊死してしまうとその部分の心筋の動きが悪くなって、心臓の仕事が果たせなくなってしまいます。

4 動脈硬化によって起こる 労作性狭心症

☑ 動脈硬化が起こると、冠動脈が細くなる

　動脈硬化が起こると、冠動脈が細くなり（狭窄）、心臓の筋肉への血液の供給が少なくなることがあります。徐々に細くなりだした冠動脈は、安静時にはなんとか心筋にそれなりの血液を送り出せていました。しかし、運動をしたりすると、同じ狭窄で同じ血液の量でも、**心臓が活発に動くことによって心筋の血液（酸素）需要が多くなり、血液の量が足りなくなって起こる「労作性狭心症」**（angina of effort）というものが起こります。

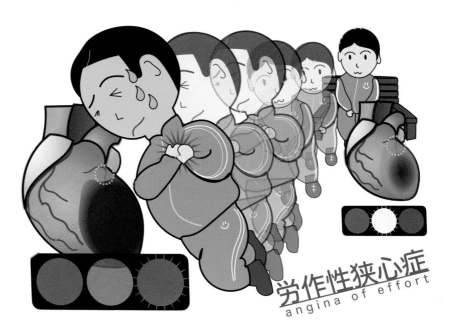

労作性狭心症 angina of effort

　症状の感じ方は人によって異なるようです。息切れや肩こりなどを訴える人もいます。休めば症状は治るため、今日はちょっと調子が悪いのかな?! と放置してしまい、受診が遅れてしまうケースもあるようです。

第2章 急性冠症候群（ACS）の症状・観察項目が身につくはなし

35

☑ 胸痛が治っても、狭窄は進行していく

　胸部の痛み（胸痛；chest pain（チェストペイン））が起こり、運動を止めて安静にすることで、胸痛は治ってきます。心筋の虚血も、安静時には血液の量は足りているため、心筋組織そのものにはダメージを受けることなく壊死までには至りません。

　そうしている間にも、狭窄はどんどん進行していきます。初めは走るなどの運動ができていたものが、ちょっとした階段の昇り降りや多少の歩行でも症状が出てきてしまいます。

　症状は、「受診しましょう！ 治療しましょう！」っていうサインなので、動脈硬化のリスクファクターでもある糖尿病の患者さんは、症状の出現の有無にかかわらず、血液データなどのさまざまなサインに目を光らせる必要がありますね。

ちなみに、糖尿病の患者さんは糖尿病性神経障害というもののせいで、胸痛などの症状を感じないということもあります。

MEMO

5 冠動脈が細くなっている不安定狭心症

☑ 不安定狭心症では、冠動脈が極めて細い

　運動時でなくとも症状が出てくるものを**「アンステーブル」**（不安定狭心症〔unstable angina pectoris；u-AP〕）といいます。胸痛の持続時間は数分のことが多く、長くても15〜20分であるといわれています。30分以上続くものは、急性冠症候群を疑います。

　不安定狭心症の場合、**冠動脈は極めて細くなっている**ことが多いです。動脈硬化が血管の中で破裂していて、そこに血栓などが詰まっていることもあります。いわゆる**プラーク破綻**という状態で、プラークが破綻により血管内に流れ出してしまい、冠動脈造影で見るとプラークがあった元の場所はポッコリ凹んだ抜け殻状態に見えることがあります。これを**「アルサー」**（潰瘍〔ulcer〕）と呼んでいます。

　不安定狭心症が疑われる場合は、準緊急でカテーテル検査・冠動脈造影を行います。

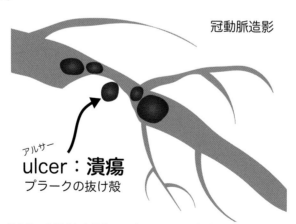

冠動脈造影

アルサー
ulcer：潰瘍
プラークの抜け殻

アルサーの部分に血栓などができてしまい冠動脈が細くなっている、というケースが不安定狭心症には多いかと思います。

狭心症とは、胸痛などの症状が出るもので、心筋の動きそのものは安静時には正常に保たれている状態なんですね。

6 心筋梗塞の分類

☑ 心筋梗塞（MI）は発症時期によって3つに分けられる

心筋梗塞（myocardial infarction；MI）とは、心筋が虚血によって壊死してしまう病態のことをいい、発症時期によって次の3つに分けられます。

- 急性心筋梗塞（acute myocardial infarction；AMI）：発症から3日以内
- 亜急性心筋梗塞（subsequent myocardial infarction；SMI）：発症から30日以内
- 陳旧性心筋梗塞（old myocardial infarction；OMI）：発症から30日以上

ちなみに、急性心筋梗塞、不安定狭心症など、冠動脈の狭窄や閉塞などによって心筋虚血が起こっている総称をACS（acute coronary syndrome：急性冠症候群）っていいます。

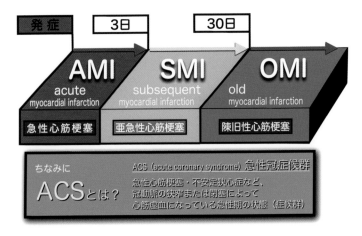

心筋梗塞 （myocardial infarction；MI）

急性心筋梗塞のときに心筋壊死が始まり、心臓の動きが悪くなります。

 救急で「エーエムアイ（AMI）来まーす！」って聞く場合と、「エーシーエス（ACS）来まーす！」って聞く場合がありますね。AMIっていうのは心筋が梗塞（壊死）していることが確定しているものなので、救急搬入される胸痛患者さんの場合は「ACS」って言うのが無難でしょうね。細かい話ですが……。

☑ 冠動脈の解剖

ここで、冠動脈の解剖を思い出してみましょう。

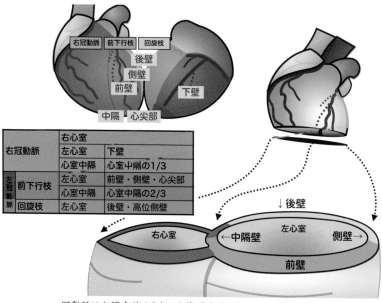

	右心室	
右冠動脈	左心室	下壁
	心室中隔	心室中隔の1/3
左冠動脈 前下行枝	左心室	前壁・側壁・心尖部
	心室中隔	心室中隔の2/3
回旋枝	左心室	後壁・高位側壁

冠動脈は心臓全体を3本の血管で隙間なくカバーしています。

　右冠動脈は、右心室・左心室の下壁と心室中隔の一部、左冠動脈の前下行枝は左心室の前壁・側壁・心尖部と心室中隔の一部、回旋枝は左心室の後壁と側壁の一部を養っています。

　例えば、右冠動脈が動脈硬化や血栓によって突然閉塞した場合には、右心室や左心室の下壁と心室中隔の一部が虚血状態になり、その部分の心臓の動きが悪くなります。この状態が「下壁の急性心筋梗塞」であるということになります。

 前下行枝が突然閉塞した場合は「前壁中隔の急性心筋梗塞」、回旋枝が突然閉塞した場合には「後壁の急性心筋梗塞」という具合です。

7 急性心筋梗塞では、徐脈、血圧、胸痛に気をつけよう

☑ 右冠動脈閉塞では徐脈になりやすい

　下壁の急性心筋梗塞（右冠動脈閉塞）でよく認められる状態は、ズバリ「**徐脈**」！ 脈が遅くなってることが多いんです。それは、右冠動脈が刺激伝導系を養っていることが多いことから起こります。

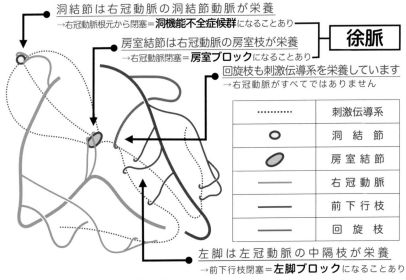

洞結節は右冠動脈の洞結節動脈が栄養
→右冠動脈根元から閉塞=**洞機能不全症候群**になることあり

房室結節は右冠動脈の房室枝が栄養
→右冠動脈閉塞=**房室ブロック**になることあり

回旋枝も刺激伝導系を栄養しています
→右冠動脈がすべてではありません

徐脈

…………	刺激伝導系
○	洞　結　節
⬭	房　室　結　節
—	右　冠　動　脈
—	前　下　行　枝
—	回　旋　枝

左脚は左冠動脈の中隔枝が栄養
→前下行枝閉塞=**左脚ブロック**になることあり

刺激伝導系はおもに右冠動脈が栄養しています

※解剖は個人差があります

　救急室に胸痛患者さんが運ばれて来たとき、心電図をモニタリングして徐脈を認めたら、まずは「下壁の急性心筋梗塞」を疑います！

どの血管に、どこの心筋の壁にダメージを受けているのかによって、起こりうる患者さんの状態変化が違うんです！

☑ 急性心筋梗塞で合併症がないときは「血圧」が正常

　急性心筋梗塞の場合、合併症のない場合は「血圧」は正常なことが多い！心筋梗塞は、心臓の病気なので血圧が異常になるイメージがありますが、じつは正常な場合が多いんです。でも、不安が強い場合や興奮状態では、交感神経が亢進することによって一過性に血圧が高くなることがあります。

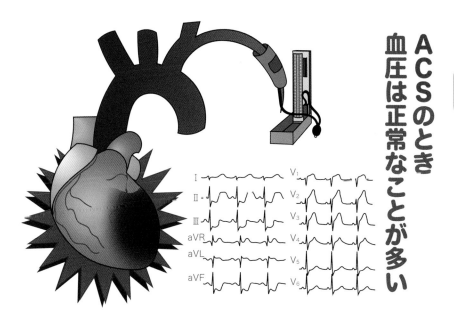

ACSのとき血圧は正常なことが多い

血圧が高くなると心臓にもさらなる負担になるので、原因である不安などはできる限り取り除いてあげる必要がありますね。

　また、逆に血圧が低い場合は重篤な合併症が起こっていることが予測されるので、状態に要注意ですね。

 急性心筋梗塞の場合は、心筋の動きが悪くなるばかりでなく、それに伴って発生する合併症がとても恐い疾患になります。

☑ 知っておきたい急性心筋梗塞（小ネタ）

　救急隊によって胸痛患者が運ばれます！ 緊張の瞬間です。緊急カテか？ 心カテにかかわる者にとってはいろいろ頭の中でシミュレーションします。で

も、いざ患者さんが運ばれて来ると……？　心筋梗塞じゃないなってことがあります。

「胸痛」っていう症状で救急搬入される症例のなかで、**心臓が原因となっていることは約50%**といわれています。では、心臓が原因でなかった場合、どのような疾患があるのでしょうか？

表を見ていただくといろいろありますね。

胸痛を訴える心臓以外の疾患

肺疾患	急性肺血栓塞栓症・（緊張性）気胸 気管支炎・肺炎・胸膜炎
大血管疾患	急性大動脈解離・症候性大動脈瘤 脳卒中
消化器疾患	逆流性食道炎・食道痙攣・消化性潰瘍 胃炎・膵炎・胆嚢炎・胆石
整形外科疾患	骨格筋障害・胸部外傷・筋障害/筋炎 肋軟骨炎・頸椎病変・肋間神経痛
その他	不安神経症・帯状疱疹・貧血・高体温 甲状腺機能亢進症・血液粘度の増加

逆流性食道炎や食道痙攣、胃炎や胃潰瘍などの消化器疾患や、肋間神経痛や胸部外傷などの整形外科疾患、はたまた貧血や不安神経症などがあります。

　そのなかでも、**急性肺血栓塞栓症**や**急性大動脈解離**は生死を分ける疾患なので、とにかく急いで診断をつけて治療に移行する必要があります。

　急性心筋梗塞の鑑別診断を間違いなく行うためには、急性心筋梗塞のときにどのようなバイタルサインの変化があるのか？　などを知っておく必要がありますね。

8 急性冠症候群（ACS）の 痛みの特徴を知っておこう

☑ 患者さんが感じる症状にフォーカスする

　急性心筋梗塞を確定診断するには？ ほかの疾患との鑑別診断をするには？ どうしたらよいのでしょうか。救急、病棟、心カテ、集中治療室など、各セクションのスタッフのみなさん、必読です。まずは、患者さんが感じる症状にフォーカスを当てます。

　急性冠症候群（acute coronary syndrome；ACS）とは、不安定狭心症から急性心筋梗塞まで、突然冠動脈の閉塞や狭窄が発生したために心筋が虚血状態となった状態のことで、多くの場合「胸痛」を訴えます。持続する痛みの場合は急性心筋梗塞（acute myocardial infarction；AMI）が疑われ、症状が治ることがあれば不安定狭心症（unstable angina pectoris；UAP）が疑われます。

　胸痛！っていっても、人によって感じかたは違うみたいです。圧迫感（押されるような）、絞扼感（締めつけられるように）、重苦しい、息がつまる、焼けつくような……など、訴えはさまざまです。

　逆に訴えとして、刺されるようなチクチクする痛み、触って痛みが増強する、呼吸や咳で痛みが増強する、体位を変えると痛みが増強するなどの症状は、ACSではないことが多い印象です。

☑ 急性大動脈解離の可能性を疑うこともある

　また、「背中が痛い」「引き裂かれるような痛み」や「移動する痛み」「足にも違和感が」などの症状を、尋常じゃなく強い痛みとして訴える場合、ACSの症例をいくつか経験した人は痛みの訴えかたの印象を覚えておいてください。これらはACSではなく急性大動脈解離の可能性を疑う症状です。このときは取り急ぎ、四肢の血圧をそれぞれ測ってみましょう。左右上肢そして下肢に15mmHg以上の血圧差があった場合は、さらに強く急性大動脈解離を疑います。

　また、息苦しいなどの呼吸系の訴えが強い場合、SpO_2が低値、頸静脈の怒

張（横首をみると静脈がプクッと浮き出ている）などを認めた場合は、**肺塞栓症**を疑います。

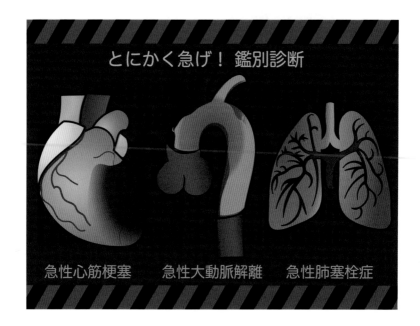

とにかく急げ！鑑別診断

急性心筋梗塞　　急性大動脈解離　　急性肺塞栓症

ACSと大動脈解離、肺塞栓症は、胸痛を訴えられることも多いですが、訴えに惑わされず、それぞれの疾患の特徴を知り、この後も続く検査でしっかり鑑別していきます。何よりこの3つの疾患は、特に急いで診断をつけて治療につなげましょう。

MEMO

9
疾患、病態への理解が確実な鑑別診断につながる

☑ 大動脈解離を見逃さないように注意する

　ACSと大動脈解離の関係でもう一つ。**大動脈解離は、大動脈の上行大動脈から弓部大動脈、さらには下行大動脈、そして足の動脈まで内膜が解離してしまう疾患**です。上行大動脈の心臓の近くが裂けていても、ほとんどの場合はバルサルバ洞より上部から裂けている場合が多いのですが、約5％の症例でバルサルバ洞から出ている右冠動脈まで解離が及んでいることがあります。これによって**右冠動脈の血流が滞り、心筋梗塞も併発**します。

　このときは、急性心筋梗塞を示すバイタルサインの変化が認められることによって大動脈解離を見逃し、心筋梗塞の治療のために緊急心カテに進んでしまうことも考えられます。救急（急変時）では、とにかく急いで診断をつけなくてはという意識が働き、大切な情報を見逃す可能性があります。思い込みで動くと、命にかかわる重大な事態を招くこともあります。

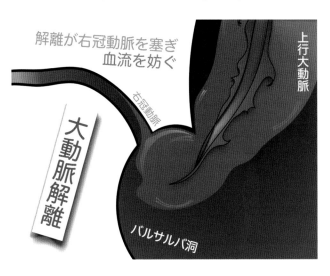

解離が右冠動脈を塞ぎ血流を妨ぐ

右冠動脈

大動脈解離

上行大動脈

バルサルバ洞

やっぱり、鑑別診断はとても大切です。特に救命のためにとにかく処置を急ぐ疾患の確定診断・鑑別診断は、より確実に、効率よく情報収集する必要がありますね。そのためには、疾患・病態を知り、変化するバイタルサイン・変化しないバイタルサインを知っておく必要があります。

10 ST上昇型心筋梗塞（STEMI）はどのくらい緊急？

☑ 最初の接触からカテーテル治療までは90分以内

　ACSのなかでも、特に迅速な対応が必要となるのが「STEMI（ステミ）」と呼ばれる「ST上昇型心筋梗塞（ST-elevation myocardial infarction）」です。

　ST上昇型?! そう！ STとはP-Q-R-S-T-Uでおなじみの心電図のこと。心電図のSTの部分が上昇しているっていうこと。この現象が認められたら、「とにかく急いで対応しなさい！ さもないと患者さんの命が危ないよ！」って言われています。

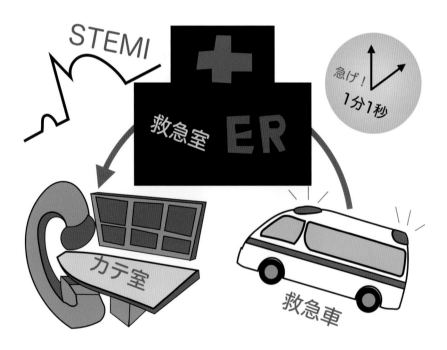

　カテーテル治療ができる施設には、医療従事者との最初の接触（救急隊含む）からカテーテル治療までの時間が**90分以内**であることが求められています。

　これは、保険算定にもかかわってきます。来院からバルーンカテーテルによる責任病変の再開通までの時間が90分以内であれば、算定できる手技料は「急性心筋梗塞に対するもの」として34,380点が算定できます。しかし、90分を超えた場合には24,380点になります（※**2023年5月現在**）。10,000点も差がつくのです。

　急ぐことはお金のため（だけ）ではありません。患者さんの救命のために、いち早く治療することが大切なのです。

　ちなみに、**病院到着（door）から（to）治療（balloon）の時間（time）**のことを、door to balloon time（ドア・トゥー・バルーン・タイム）といいます。Door to balloon timeをいかに短くするかについては、救急セクションから心カテセクション、はたまた事務セクションも含めて、関連するすべてのセクションが協働していく必要があります。

　私の働く施設の現状では、door to balloon timeは約54分となっています。この時間が早いか遅いかが問題ではなく、よりdoor to balloon timeの時間を短縮することはできないか？ と常にチーム全体で考えることが重要となるでしょう。

第2章　急性冠症候群（ACS）の症状・観察項目が身につくはなし

11　ST上昇型心筋梗塞（STEMI）患者では、いかに早く心カテ室に搬入するかが大切

✅ 急性冠症候群（ACS）患者の死亡率を低下させるには

　病院到着前に12誘導心電図が記録され、それが受け入れる病院に通知された場合は、通知されなかった場合に比べて、30日後の死亡率が32％も低下した[1]というデータがあります。

　救急隊などによって12誘導心電図が記録され、その心電図によって「ST上昇」などのACSが強く疑われる場合、その心電図を受け取った病院は、**患者さんの到着を待たずに、すぐに治療の体制を整えます。**

人を集め、心カテ室を準備したころに患者さんが到着し、必要処置・手続きが済めば、すぐに治療に移ることができるでしょう。こうすることによって、患者さんの死亡率をグンと低下させることができるのです。

急性冠症候群（ACS）では迅速な対応が何よりも必要

　病院到着前に12誘導心電図を送ってもらうのが、難しいという現状もあります。Door to balloon timeを短縮することは、12誘導心電図を病院到着前に送ってもらうことだけではありません。私たちに今できること、私たちの施設でできることとしては、病院到着後、**ACS患者の救急室での滞在時間をいかに短縮し、いかに早くカテ室に搬入するかが大切**になっています。

　ACSが強く疑われる場合には、とにもかくにも迅速な対応が必要です。なぜなら、患者さんの命がかかっているから。そのために必要なのはチーム医療です。

> 地域の救急隊から救急室、そしてカテ室がいかに円滑なチームワークを発揮するか。それが、患者さんの命を守ります。

引用・参考文献
1）Welsford M, et al.; Acute Coronary Syndrome Chapter Collaborators. Part 5：Acute Coronary Syndromes: 2015 International Consensus on Cardiopulmonary Resuscitation and Emergency Cardiovascular Care Science With Treatment Recommendations. Circulation. 132 (16 suppl 1), 2015, S146-76.

MEMO

12 ST上昇の流れをマンガで理解しよう！

☑ マンガでわかるST上昇

　急性心筋梗塞のなかでも心電図のST部分が上昇している場合と上昇していない場合に分類され、治療に入る迅速性が変わってきます。**ST上昇型心筋梗塞（ST-elevation myocardial infarction；STEMI）**は特に「急げ！」のサインなんですね。

　皆さんが苦手と耳にする心電図のお話をしていきたいと思います。STEMIの示す**「ST上昇」**とは？ STが上昇するまでの様子をマンガで描いてみました。本文と併せて見てみてください。

①冠動脈が詰まっちゃいました。	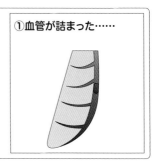
②詰まった先の心筋に血液が届かなくなり心筋が虚血になってしまいます。心筋虚血は心筋の内側「心内膜側」から起こります。	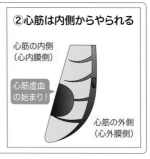

③心筋虚血が起こると、ダメージを受けたところからダメージを受けていないところに向かって傷害電流っていう電気が発生します。

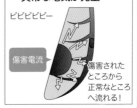

③虚血が起こった心筋から異常な電気が発生

ビビビビビー

傷害電流

傷害されたところから正常なところへ流れる！

④心電図はこの傷害電流によって波形がグイッと持ち上げられます。

心電図は心臓から発せられた電気信号を感じ取り、波形をつくっています。体表面心電図は体の表面（皮膚）に電極を貼りますよね。この電極に電気信号が近付いてくれば波形は上向きに、逆に電極から電気信号が遠ざかっていけば波形は下向きになります。通常の心臓から発せられる電気信号に加えて、傷害電流が流れた分、心電図の波形が上向きに持ち上げられたのですね。

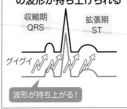

④傷害電流によって心電図の波形が持ち上げられる

収縮期 QRS　　　拡張期 ST

グイグイ

波形が持ち上がる！

⑤発生した傷害電流は心臓の拡張期には流れないっていう特徴があるので、波形のST部分は持ち上げられず、もとの基線に残ります。

心電図QRSTのなかでQからRの部分は心室の収縮期にあたり、SからTの部分は心室の拡張期にあたります。そもそも波形が持ち上げられたのは、傷害電流が流れたから、その分持ち上げられたので、拡張期には傷害電流が流れないっていうことは心室の拡張期部分であるSTは持ち上げられないっていうことになります。

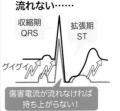

⑤傷害電流は拡張期には流れない……

収縮期 QRS　　　拡張期 ST

グイグイ

傷害電流が流れなければ持ち上がらない！

⑥できあがった波形は「STの低下」

心筋虚血の始まりは心内膜側。心筋虚血の始まりはSTの低下から！

⑥虚血の始まりはST低下から

ST低下のできあがり！

⑦心筋虚血はどんどん進んでいき、範囲はどんどん拡がっていきます。心内膜側（心筋の内側）から心外膜側（心筋の外側）へと拡がっていきます。

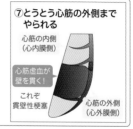

⑦とうとう心筋の外側までやられる

心筋の内側
（心内膜側）

心筋虚血が
壁を貫く！

これぞ
貫壁性梗塞

心筋の外側
（心外膜側）

⑧心筋虚血が心外膜側まで拡がっても傷害電流は流れます。虚血のある部分から虚血のない部分へと、虚血部分から遠ざかるように傷害電流が流れていきます。

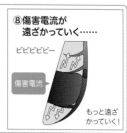

⑧傷害電流が
遠ざかっていく……

ビビビビビー

傷害電流

もっと遠ざ
かっていく！

⑨心電図の電極から傷害電流が遠ざかっていくので、波形はグイッと押し下げられます。

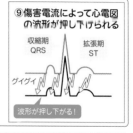

⑨傷害電流によって心電図の波形が押し下げられる

収縮期
QRS

拡張期
ST

グイグイ

波形が押し下がる！

⑩やっぱり拡張期には傷害電流は流れません。そのため、ST部分は押し下げられません。

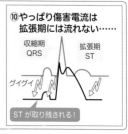

⑩やっぱり傷害電流は
拡張期には流れない……

収縮期
QRS

拡張期
ST

グイグイ

STが取り残される！

⑪できあがった波形をみると……、ST上昇！

心筋虚血が進むとST上昇を認めます！ ちなみに、冠動脈が完全に詰まった場合のST低下から上昇までは数秒で変わります。ST上昇は心筋虚血のサインです。ST上昇を認める胸痛患者（＝STEMI）の場合は、とにかく急いで治療へ！

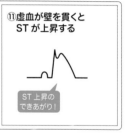

⑪虚血が壁を貫くと
ST上昇する

ST上昇の
できあがり！

13 ST上昇型心筋梗塞（STEMI）の12誘導心電図を読んでみよう

☑ ST上昇は12誘導心電図でどのようにして認められるのか？

冠動脈の解剖（参照〈第1章4 心臓には血管が張り巡らされている〉p.13～15）についてお話ししたように、冠動脈は3本あり、その1本1本はラグビーボールのようなカタチをしている心臓を縦横無尽に走っています。じつはSTEMIのときの12誘導心電図を読むためには、その解剖がすんごく大切になってくるんです。まずは、**12誘導心電図の電極の貼り方を今一度考えてみましょう。**

12誘導心電図の　胸の6つの電極　は

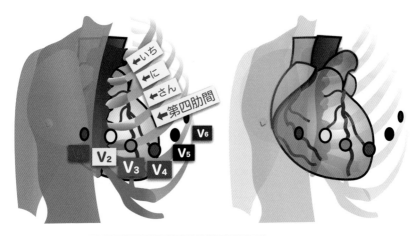

←いち
←に
←さん
←第四肋間

V₂ V₃ V₄ V₅ V₆

心臓の上に　に貼っている！

胸の電極について貼り付ける順に説明します。
①赤（V₁）と黄（V₂）の電極
　胸骨を挟んで、肋骨の３本目と４本目の間、第四肋間に赤と黄の電極
②（電極１つ飛ばして）茶（V₄）の電極
　黄から肋骨１本下に越えて（１肋間下げて）茶の電極
③（飛ばされていた電極）緑（V₃）の電極
　茶と黄の間に緑（V₃）
④黒（V₅）・紫（V₆）の電極
　茶（V₄）に続いて、脇腹に黒と紫の電極が順に並ぶ

　胸の電極は、心臓を取り囲むようにして心臓の真上に貼り付けられています。真下にある心臓を想像してみましょう。そのなかでも、黄・緑・茶色の電極は心臓の前側、前壁の上に貼られています。

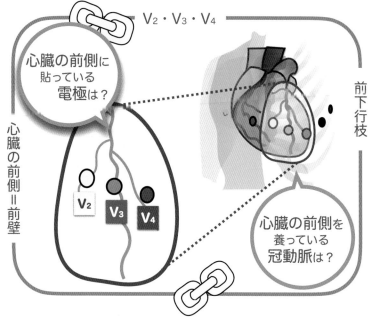

心臓の前側に貼っている電極は？

V₂・V₃・V₄

心臓の前側＝前壁

心臓の前側を養っている冠動脈は？

前下行枝

　心臓の前壁といえば、冠動脈でいう前下行枝っていう大きな血管が養っていましたね。ということは……冠動脈前下行枝が何らかの要因により詰まっちゃった場合には、前壁にダメージをくらい、虚血状態になるのですね。ということは……前壁の真上に貼っている黄・緑・茶＝V₂・V₃・V₄で、ST の上昇を示す、ってことになるのですね。

 もう一度。前下行枝が詰まっちゃったら……（V₁）・V₂・V₃・V₄でSTが上がる！ ってことです。

電極は手足にも４つ貼り付けます。

12誘導心電図の 手足の電極 は

【電極】
● ：右手
○ ：左手
● ：右足
● ：左足

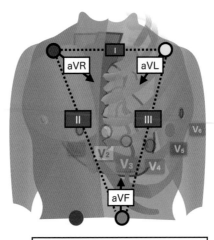

心臓を周りから 見ている！

この黒・赤・黄・緑の4つの電極で心臓を周りから見ています。
右手：赤・左手：黄・右足：黒・左足：緑

この電極を２つ使って、

- Ⅰ（いち）誘導：赤と黄色＝左手から右手に向かって心臓を見ている。
- Ⅱ（に）誘導：赤と緑色＝下から右手に向かって心臓を見ている。
- Ⅲ（さん）誘導：黄と緑色＝下から左手に向かって心臓を見ている。

それと、

- aVR（エーブイアール）誘導（赤色）：右上から心臓を見ている。
- aVL（エーブイエル）誘導（黄色）：左上から心臓を見ている。
- aVF（エーブイエフ）誘導（緑色）：下から心臓を見上げている。

と覚えておきましょう。

ただ、冠動脈には回旋枝っていうのもあるんです。じゃ、回旋枝が詰まっちゃったら？ 回旋枝は心臓の左真横（側面）、左脇腹付近を通って、心臓の後ろ側に向かって走っています。脇腹に貼っている電極は黒・紫＝V_5・V_6でした。なので、回旋枝が詰まっちゃったら、V_5・V_6でSTが上がります。

　でも、それだけじゃないんですよね。心臓を周りから見ている誘導では、左側から心臓を見ている誘導は、ⅠとaVLなので、左側面を養っている回旋枝が詰まっちゃうと、Ⅰ・aVLもSTが上がるんです。

　まとめると…… **回旋枝が詰まっちゃったら、V_5・V_6そしてⅠ・aVLでSTが上がる！** ってことなんです。

　もう1本！ 右冠動脈は心臓の下側の壁、下壁っていうところに向かって行っています。心臓を下から見上げている誘導は、Ⅱ・Ⅲ・aVF。右冠動脈が詰まっちゃうとⅡ・Ⅲ・aVFでSTが上がるんです。

　まとめると……**Ⅱ・Ⅲ・aVFでST上昇を認めると、右冠動脈が詰まってる？！** ってことになるんですね。

ここで注意することは、それぞれの冠動脈の大きさは違うってことなんです。人によって冠動脈の大きさが違うので、どの血管がどこを栄養しているかは、　概に断言できないのでご注意を！ あくまでも予測として考えておいてください。

MEMO

14 心筋梗塞で起こるST変化 の特徴を知ろう

☑ 心筋梗塞のST変化で気をつけたいミラーイメージ

例えば、V₂〜V₄でST上昇、前下行枝が詰まっていて前壁にダメージのある場合に、その反対側の下壁を監視している誘導 Ⅱ・Ⅲ・aVFでSTの低下が認められることがあります。これを**ミラーイメージ**っていいます。日本語で**鏡面変化**といって、鏡で映し出されたように、**一方でSTが上がっていれば、一方でSTが低下している**のを認めることがあります。

これは**心筋梗塞のST変化の特徴**です。ST変化は心筋梗塞の場合だけではないので、ミラーイメージがあれば、心筋梗塞の変化だということが予測されるでしょう。

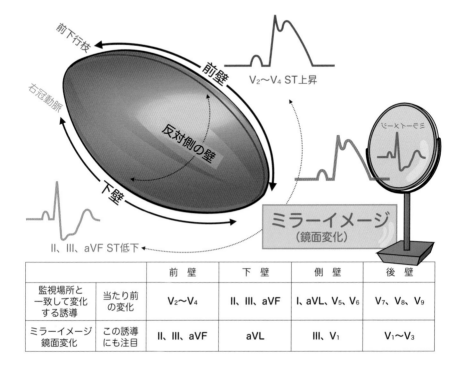

		前 壁	下 壁	側 壁	後 壁
監視場所と一致して変化する誘導	当たり前の変化	V₂〜V₄	Ⅱ、Ⅲ、aVF	Ⅰ、aVL、V₅、V₆	V₇、V₈、V₉
ミラーイメージ鏡面変化	この誘導にも注目	Ⅱ、Ⅲ、aVF	aVL	Ⅲ、V₁	V₁〜V₃

☑ 心筋梗塞におけるST変化

　胸痛患者さんが運ばれてきて、「V₂からV₄でSTが上がっています！」というとき、医師は「前壁がやられてるな……、前下行枝が詰まってるな！」と考えます。

　どうしてそのようなことが考えられるのでしょうか。医師は占い師でも予言者でも、もちろんクイズ王でもありません。冠動脈の解剖と心電図の誘導が、しっかりリンクしているから、そんなことが言えるのですね。

どこが詰まったら、どこが変化するの？
急変の予測につながる！ これ覚えておいたほうがよい！

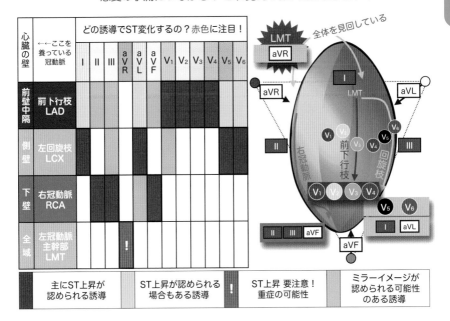

このなかで注目なのは「aVR」誘導です！
胸痛患者でaVRでST上昇を認めた場合には、要注意です！

第2章　急性冠症候群（ACS）の症状・観察項目が身につくはなし

15 aVRのST上昇は超重症の可能性大！

☑ aVRのST上昇には要注意！

　aVR誘導は右上から心臓を見下ろしています。心臓の全体を見渡している誘導なんですね。冠動脈は大きく分けて2本、**左冠動脈**と**右冠動脈**があります。左冠動脈は前下行枝と回旋枝の2本に分かれます。前下行枝と回旋枝の**冠動脈の根元が、「左冠動脈主幹部（left main trunk；LMT〔エルエムティ〕）」**っていうとこなんですね。

　LMTは2本の冠動脈の根元なだけに、心臓の壁の多くの範囲を養っています。このLMTが詰まってしまったら、心臓に対するダメージは相当なものです。多くの場合は心臓がほとんど動いておらず、血液を全身に送ることができなくて、各臓器が血液不足に陥る超重症な状態（＝ショックに陥る可能性大）といえます。いつ心臓が止まってもおかしくありません。

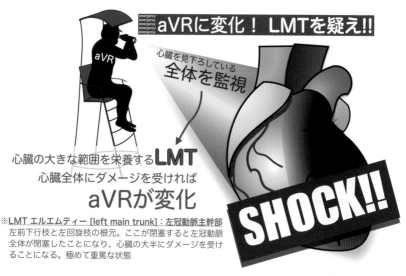

aVRに変化！ LMTを疑え!!

心臓を見下ろしている
全体を監視

心臓の大きな範囲を栄養する**LMT**
心臓全体にダメージを受ければ
aVRが変化

SHOCK!!

※**LMT エルエムティー [left main trunk]：左冠動脈主幹部**
左前下行枝と左回旋枝の根元。ここが閉塞すると左冠動脈
全体が閉塞したことになり、心臓の大半にダメージを受け
ることになる。極めて重篤な状態

胸痛患者で、aVRでST上昇を認めた場合には要注意です！ とにかく患者状態を注意深く観察し、急変時対応の準備をしつつ、極めて急いで治療の準備を整えるべき症例です。

16 心室細動（VF）に なりますよ！

✓ 心室期外収縮（PVC）が出るタイミングに注意する

前壁心筋梗塞の場合、約8割の症例で心室期外収縮（premature ventricular contraction；PVC（ピーブイシー））が出るっていわれています。

このとき注意しなくてはならないのはPVCの出るタイミングです。PVCはいつ出るかわかりません。心臓の動きに関係なく自分勝手にPVCは発生します。

そのなかで、心臓の拡張期（＝心筋が緩む＝油断している）、心電図でいうとT波の部分で、たまたまPVCが発生した場合（R on T（アールオンティー））に、心筋がビックリしてしまって痙攣を起こすことがあるんです。**痙攣＝心室細動（ventricular fibrillation；VF（ブイエフ））が起こるんです！**

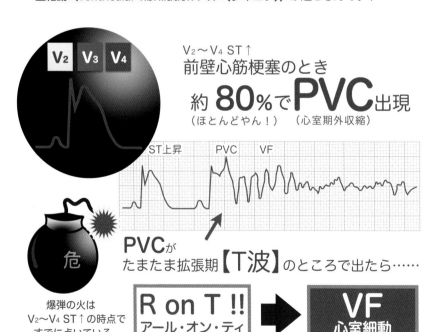

V₂〜V₄ ST↑
前壁心筋梗塞のとき
約 **80%** で **PVC** 出現
（ほとんどやん！） （心室期外収縮）

ST上昇　　PVC　　VF

PVCが
たまたま拡張期【T波】のところで出たら……

危
爆弾の火は
V₂〜V₄ ST↑の時点で
すでに点いている

R on T !!
アール・オン・ティ ➡ **VF** 心室細動

第2章 急性冠症候群（ACS）の症状・観察項目が身につくはなし

心室細動（VF）が出たらすぐに蘇生処置を行う

心室細動が発生したら、すぐさま**胸骨圧迫・除細動**が必須ですね。とにかく急いで蘇生処置が必要な状態です。

前壁心筋梗塞（V₂からV₄でSTが上がっている）の場合は、約80％でPVCが出ます。PVCがたまたまT波のタイミングと同時に出ると、VFになってしまいます。

大切なのは、VFになってから慌てて準備をしないこと。PVCが出てから準備しても遅いかもしれません。V₂〜V₄のST上昇を見たときには、すでに「スタンバイオッケー！」という状態にしておきたいですね。

除細動の準備、急変時対応の準備、カテ室への移送の場合にも他院搬送の場合にも、そして心カテ室での治療の場合にも、必ずそばに、いつでも使えるように、除細動器をスタンバイしておく必要がありますね（※除細動の準備は常日頃から整えておくべきで、前壁梗塞だけに準備しておくっていうことではありません）。

第2章 急性冠症候群（ACS）の症状・観察項目が身につくはなし

17 II、III、aVFでのST上昇 は徐脈になる

II、III、aVFでのST上昇では、右冠動脈の詰まりを疑う

II、III、aVFでSTが上昇している場合は、右冠動脈が詰まっている可能性があります。**右冠動脈は、刺激伝導系を養っている**ことが多いです。

刺激伝導系は心筋に電気を送る大切な役割をしています。心筋に電気が送られなければ、心臓は動くことができません。そんな刺激伝導系も血液によって栄養をもらっています。

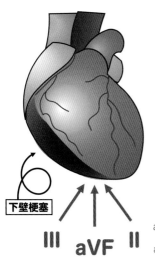

ST上昇 II、III、aVF ＝ 右冠動脈の詰まりのことが多い

徐脈のことが多い

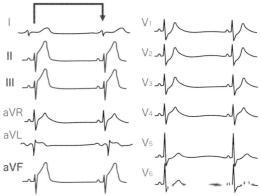

下壁梗塞

III aVF II

 II、III、aVFのST上昇では徐脈になることが多い

　刺激伝導系が血液によって栄養をもらうとき、その供給源が右冠動脈であることが多いんですね。右冠動脈が詰まってしまうと、刺激伝導系に栄養がいかなくなり、電気を発生できなくなります。そのため、心拍数がゆっくりになり、**徐脈**になってしまいます。

　そう。II、III、aVFでSTが上がっている場合は、徐脈になることが多いため、救急室でも脈が上がる薬とか体表面のペースメーカ（除細動器に付いている機能）とかの準備が必要になってきますね。

　ひとくちに急性心筋梗塞っていっても、どの症例も重症な疾患ではありますが、起こりうる合併症が異なったり、頻度が異なったりします。ある程度、合併症が起こることを予測して患者さんと向き合わなくてはなりませんね。

18 心臓の仕事はSV × HR = Co の式そのもの

☑ 心臓の仕事は全身に血液を届けること

　急性冠症候群（acute coronary syndrome；ACS）とは、「心臓の動きが悪くなっている」＝「心臓の仕事が十分にできなくなっている」っていうことがいえますね。では、**心臓の仕事**って何でしょう？

　心臓は動くこと自体が仕事ではなく、**全身に血液を届けることが仕事**なんですね。頭のてっぺんから指の先まで、血液を届けることが心臓の仕事なんです。

　心臓の仕事は、まさにSV × HR = Co、この式そのものなんですね（参照〈第1章1 心臓の役割〉p.8〜9）。

超大切！

$$SV \times HR = Co$$

※SV：一回拍出量（stroke volume）、HR：心拍数（heart rate）、Co：心拍出量（cardiac output）

　SV（stroke volume）とは一回拍出量のこと。つまり、心臓が1回収縮することによってどれだけの血液を送り出せているか？っていうことになります。

　次に**HR（heart rate）とは**、皆さんがよく見ている**心拍数**のこと。つまり、心臓がどれくらいの速さで動いているか？っていうことを示しています。

　この、SVとHRを掛けると、**Co＝心拍出量（cardiac output〔1分間に送り出される血液の量〕）**がわかるのですね。つまり、心臓がどれくらい仕事をしているのか？っていうことがわかるのです。

胸痛で来院した患者さんが、今どれくらい心臓から血液を送り出すことができているか？それは、SV×HR=Coを考えればよいのです！

19 SV×HR＝Coは手足に触れるとおおよそわかる

☑ 検査をしなくてもSV×HR＝Coはわかる？

SVは特殊な検査をしないと数字は得られません。でも、何も検査をしなくても、おおよそのSV×HR＝Coがわかる方法があるのです。

必要な道具は……みなさんの「手」と「感覚」！ ただそれだけです。そして方法は……患者さんの手と足を触る。そして感じるのです。

手足を触って……

感じるポイント①：冷たいか？ 温かいか？
感じるポイント②：乾燥しているか？ 湿っているか？

この2つを感じてください。

☑ 感じるポイント①「冷たいか？ 温かいか？」では……

手足までの血液の灌流状態（血流の勢い）を見ています。つまり、手足の指先まで温かい血液が流れているかどうか？ っていうことですね。

触って温かければ、温かい血液が流れていることが予測されます。つまり、心臓はがんばって末端まで血液を拍出できているっていうことですね。

でも、触って冷たければ、血液が指先まで届いていない可能性があるってことを示しています。つまり、心臓のダメージが大きく低拍出状態（low output）である可能性があることを示しています。

☑ 感じるポイント②「乾燥しているか？ 湿っているか？」では……

血液の循環状態を見ています。心臓の動きがよくなければ、心臓から血液が拍出されないので、心臓の後ろに渋滞が生じてしまいます（うっ血）。そうすると、血管外に水分がしみ出てしまって、手足がジトーっとするのですね。

第2章 急性冠症候群（ACS）の症状・観察項目が身につくはなし

触って湿っていれば、うっ血所見があるっていうことになるんです。

うっ血所見は、Dry-Warm・Wet-Warm・Dry-Cold・Wet-Coldと表現します。

- A：触って、温かく・乾燥＝Dry-Warm
  ⇒異常所見は認められない。
- B：触って、温かく・湿っている＝Wet-Warm
  ⇒うっ血がある可能性がある。
- L：触って、冷たく・乾燥＝Dry-Cold
  ⇒低灌流状態の可能性がある。
- C：触って、冷たく・湿っている＝Wet-Cold
  ⇒低灌流でうっ血も認めるような重症な状態である可能性がある。

心臓からどれくらい血液が拍出されているか？ 血液は滞りなく循環しているか？ 予測ができるのです。これを、ノーリア・スティーブンソン分類（Nohria- Stevenson分類）といいます。

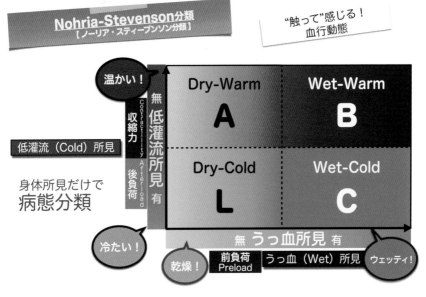

救急患者の手をスリスリ・足をスリスリ。このことはACSの患者さんだけでなく、あらゆる疾患の重症度判定に使うことができるので、ぜひ皆さんも触れてみてください。

20 ノーリア・スティーブンソン分類で見逃せない7つのポイント

☑ ノーリア・スティーブンソン分類における7つのポイント

ノーリア・スティーブンソン分類（Nohria-Stevenson分類）について、手と足に触れた後に見てほしい7つのポイント（指標）を説明します。

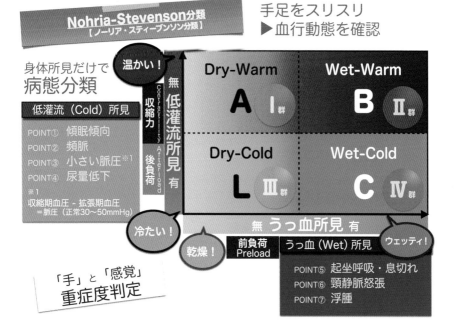

ポイント①：傾眠傾向

意識状態を確認して、**傾眠傾向にあれば要注意です**。心臓から血液が十分に拍出されておらず、脳に血液が十分に届いてない場合があります。

ポイント②：頻脈

　心拍数はどうでしょうか？ 心拍数と血圧、心臓からの血液の拍出量には密接な関係があります。**心拍数が100回/分以上の頻脈であった場合には要注意です。**拍出する血液の量が少なくなってしまったために、心臓が動く回数を増やして送り出す血液量を補っているのです。

ポイント③：小さい脈圧

　血圧を測りましょう。**血圧の上と下、収縮期圧と拡張期圧の差が30mmHg以下であれば要注意です。**十分に血液が拍出できていないサインです。

ポイント④：尿量低下

　尿の量は血行動態の把握に重要です。心臓から拍出される血液の量が少なく、腎臓にまで血液が届かず尿がつくりにくくなります。

これら、ポイント①〜④は心臓から血液が十分に拍出されているかどうかの指標となります。これがよくない状態であった場合には、低心拍出症候群(low cardiac output syndrome；LOS)である可能性が高いといえます。

ポイント⑤：起坐呼吸・息切れ

　呼吸状態を確認しましょう。臥位で症状が増悪すると、患者さん自ら坐位になりたがる起坐呼吸というものがあります。これは、心臓からの拍出がうまくいかず、心臓に返ってくる血液が多くなって、右心系や肺に血液がうっ滞してしまうことから起こるものです。心臓に血液を返りにくくするために、上体を起こしたくなるのですね。**息切れも心不全症状の一つですね。**

ポイント⑥：頸静脈怒張

　うっ滞は、首の静脈でも見ることができます。首の静脈を見てみるとプクッと膨れた状態が頸静脈怒張です。心臓に返ってくる血液が渋滞してしまっているために、首のあたりの静脈まで渋滞が伸びて静脈がプクッと膨れてしまうのですね。

ポイント⑦：浮腫

　浮腫もうっ滞により起こる現象です。うっ滞した血液が、血管やリンパ管外に染み出し、皮下組織（間質）に過剰に貯留することを浮腫と呼びます。

ポイント⑤〜⑦は心臓の動きが悪く、心臓に返ってくる血液がうっ滞するために起こるうっ血所見です。うっ血性心不全に認められる症状を見逃してはなりません。

「冷たくて湿っている（Cold and Wet）」は超重症のサイン

患者さんの手足に触れながら、「温かいか？ 冷たいか？（Warm? or Cold?）」、「乾燥しているか？ 湿っているか？（Dry? or Wet?）」を確認しますが、「冷たくて湿っている（Cold and Wet〔コールド・アンド・ウエット〕）」は超重症なサインです。

それに合わせて、

ポイント① 傾眠傾向	ポイント⑤ 起坐呼吸・息切れ
ポイント② 頻脈	ポイント⑥ 頸静脈怒張
ポイント③ 小さい脈圧	ポイント⑦ 浮腫
ポイント④ 尿量低下	

を観察しましょう！

救急・急変では、迅速な判断が必要になります。道具がなくとも、検査ができていなくても、目の前の患者さんが重症かどうかを見極め、このあと起こりうる事態に備えなくてはなりません。重症患者さんを看る、第一歩目はあなたの「手」と「感覚」です。

第2章 急性冠症候群（ACS）の症状・観察項目が身につくはなし

21 一回拍出量（SV）からわかる心臓の「仕事」ができる条件

一回拍出量（SV）に注目してわかること

「心臓は動いていますか？」「血液の循環はスムーズですか？」っていうのを、実臨床の場で、道具を使わず手と目、感覚でアセスメントしましょうということでしたね。これは血行動態を把握するために行っています。では、その血行動態についてお話ししていきたいと思います。

とても、とても重要なお話です。「救急」「急変」「緊急」、この3つのキーワードに携わる可能性のある人は必読です！

心臓は、血液を送り出し、全身に血液を届けることが仕事です。そのために必要なもの、それは……筋力！　……だけではありません。

　心臓は筋肉でできた臓器です。心筋っていうものですね。この筋力を使って収縮拡張を繰り返して心臓から血液を拍出しているのですが、たとえその心筋が元気いっぱいMax!! でも、全身のすべての臓器へ十分に血液を届けることはできません。

　単純に考えても、まず送り出すだけの血液の量が心臓に入っていないと十分な量を送り出すことはできません。また、心臓から血液を拍出しようとしても、受け入れる側が受け入れを拒否し、抵抗すれば、心臓は十分に送り出すことはできません。

　つまり、**いくつかの条件が揃わなければ、血液は全身を巡ることができない**のですね。その条件というのが……、**SV（一回拍出量）×HR（心拍数）＝Co（心拍出量）**の式に隠されているのです。

☑75mLの血液を拍出するために必要な条件は？

　注目すべきところは「SV」です。心臓が１回収縮すると拍出される血液の量は、だいたい75mLといわれています。では、75mLの血液を拍出するためにはどのような条件が必要なのでしょうか？　それは次の３つです。順番に説明していきましょう。

> ①75mLの血液が心臓に返ってくること。
> ②75mLの血液を押し出すだけのチカラが心臓にあること。
> ③75mLの血液を全身が受け入れられること。

①75mLの血液が心臓に返ってくること（前負荷）

　送り出す血液がなければ、心臓は十分に血液を送り出すことはできない、ない袖は振れないんですよね。全身を巡った血液は心臓の右心房に返ってきます。もし、大量出血によって巡っている血液が少なくなっていれば、右心房に返ってくる血液の量は減ってしまいます。そうなれば、75mLの血液を送り出すことはできないですよね。これを心臓の前の負荷**「前負荷」**って呼びます。

②75mLの血液を押し出すだけのチカラが心臓にあること（心収縮力）

　心臓は筋肉でできている（心筋）。心筋のチカラが弱々しくなっていれば、75mLの血液を送り出すことはできなくなってしまうかもしれませんね。これを**「心収縮力」**って呼びます。

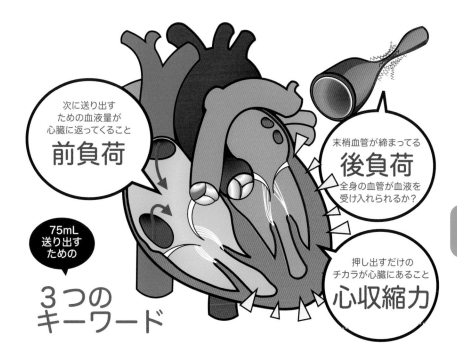

次に送り出す
ための血液量が
心臓に返ってくること
前負荷

75mL
送り出す
ための

**３つの
キーワード**

末梢血管が締まってる
後負荷
全身の血管が血液を
受け入れられるか？

押し出すだけの
チカラが心臓にあること
心収縮力

③75mLの血液を全身が受け入れられること（後負荷）

　全身の動脈血管は、手足頭の末端まで血液が届けられる管ですが、カラダの状態によって血管の締まりを変化させることができます。例えば、末梢血管がキュッと収縮してしまえば、心臓は血液を送り出すために相当なチカラが必要になってしまいます。いわゆるショック状態のときには末梢が締まってしまうということが起こります。これを**「後負荷」**って呼びます。

　「前負荷」「心収縮力」「後負荷」の話は、「救急」「急変」「緊急」の患者さんに対応するときに、とても大切になってきます。

22 前負荷が低下すると血圧が下がるのはどうして？

　血行動態のお話でしたね。血行動態とは、全身に血液を届けている様子を評価するもの。いつも私たちは、それを「血圧」で評価しています。

✅ 前負荷

　一回拍出量（stroke volume；SV）には**「前負荷」「収縮力」「後負荷」**という3つのキーワードがあり、3つのキーワードが揃ってはじめて血液を全身に送り出せます。つまり、**「血圧」**を生み出すことができるのです。

　前負荷は、次に送り出すために返ってくる血液の量のことです。心臓が1回収縮するごとに75mLの血液が送り出されるので、右心房に75mLの血液が戻ってこなくてはなりませんね。

　では、前負荷がうまくいってないときとは、どのようなときなのでしょうか？

✅ 前負荷がうまくいっていないとき①

　例えば、大量出血しているとき。循環している血液量が減ってしまいます。そのときには心臓に返ってくる血液は少なくなってしまいますね。そうなると、心臓から送り出す血液の量も減ってしまうので、全身を巡る血液の量も減ってしまいます。そんなときには血圧は下がってしまいますね。

　こんなときに**血圧を上げるためには、ボリュームを足す**ことが必要になります。大量出血しているときには、輸血を必要とする状態になるかもしれませんね。

　前負荷が下がっているために血圧が下がっているときには、それを補うためにボリュームを入れて、血圧を上げることが必要になります。

　ちなみに、このときに見てほしい大切なポイントはHR（心拍数）です。何度も示している大切な式SV×HR＝Co（参照〈第1章1 心臓の役割〉p.8～9）。ですが、この式のポイントは「×（かける）」です。

SV×HR=Co

※SV：一回拍出量（stroke volume）、HR：心拍数（heart rate）、Co：心拍出量（cardiac output）

一回拍出量×心拍数は、1分間に心臓から拍出される血液の量になります。

「×（かける）」なので、結果を維持するためには、一方が下がるときに一方を上げればよいのです。大量出血によって前負荷が下がれば、一回拍出量は下がってしまいます。そこで、心拍数を上げることによって1分間に心臓から拍出される量を維持することができるのです。**一回拍出量が下がっているサインは、「心拍数の上昇」です。**

今、前負荷が低下して血圧が下がってしまった場合には　…というようなお話をしています。でも、大量出血して前負荷が下がったとしても、すぐには血圧低下を示さず、心拍数が前負荷の低下を補っている場合もあります。心拍数も併せてバイタルサインを見るようにしましょう。

☑ 前負荷がうまくいっていないとき②

気をつけなくてはならないのは、ボリュームを入れすぎないこと。ボリュームを入れれば入れるほど血圧が上がるのか？ そうではありません。**ボリュームを入れすぎると逆に一回拍出量は下がってしまい、血圧は下がってしまいます。**それは、**フランクスターリングの曲線**が教えてくれています。

尿が出ていないなどによってボリュームオーバーになっているときも、一回拍出量が低下する要因になっているといえます。その場合には、利尿薬が必要になることも考えられます。

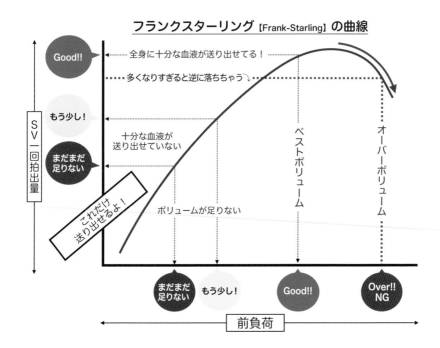

☑ 血圧が下がったら……

　ひと口に血圧が下がったといっても、原因があるでしょうね。血圧が下がったときの対処には、輸液をする・薬剤を入れるなどさまざまな処置がありますが、処置は血圧低下の原因に対しての対処でないといけませんね。

MEMO

23 心収縮力が上がるときに起こっていること

☑ 収縮力は心筋本来の筋肉の力のこと

　血行動態とは全身に血液を届けている様子を評価するもので、血圧をモニタリングしています。私たちは、「血圧」をきちんと評価できているのでしょうか？ 状態が悪いとき、血圧は上がればいいのでしょうか？ 血圧低下のときに登場する薬剤は万能薬なのでしょうか？ とても大切なお話ですので、一緒に考えてみてください。

　収縮力は心筋本来の筋肉の力を表します。こう表現すると、筋肉マッチョの力強さを想像してしまいます。心臓の筋肉が力いっぱいに収縮し、全身に血液を送り出す。もちろんそれもあります。しかし、大切なところは血液を送り出す前の準備段階です。それが大切なんですね。

　砲丸投げを想像してみてください。重い鉄球を遠くまで飛ばす。しっかりと全身の筋力で重い鉄球を支えて、助走をつけます。そして、全身の筋力に

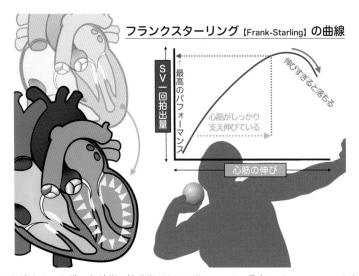

フランクスターリング【Frank-Starling】の曲線

SV 一回拍出量

最高のパフォーマンス

伸びすぎると落ちる

心筋がしっかり支え伸びている

心筋の伸び

心収縮力は、心臓の収縮期・拡張期がうまく働いてこそ、最高のパフォーマンスを生み出します。

よって勢いよく投げます。もちろん、筋肉マッチョな筋肉も必要です。ただ、それだけでは重い鉄球を遠くに飛ばすことはできないんですね。投げる前に、いかに重い鉄球を支えながら助走をつけていくのかということもキーポイントになるかと思います。

　心臓は、この作業を1回1回の拍出ごとに繰り返し行っています。左心室は、左心房からの血液を、十分に心筋を伸ばし受け入れられるだけ受け取ります。**「どれだけ柔軟に心筋を引き伸ばして血液を受け取るか」**、また**「受け取った血液をいかにしっかり支えて溜め込むか」**は、一気に血液を拍出させるキーポイントの一つになるのです。

　「心筋梗塞のときに収縮機能が低下している！」ってよく言いますが、拡張機能も低下するといわれています。冠動脈の血流が乏しくなると、まず拡張機能が低下し、その後に収縮機能が低下します。冠動脈の治療後は、収縮機能が回復してきたとしても、拡張機能の不調（？）がしつこく持続するといわれています。心筋梗塞後になかなか体調がすっきり回復しないのは、拡張機能の回復の遅さが関係しているかもしれませんね。

☑ 心収縮力が上がるほど心臓は血液をより拍出しようとする

　「フランクスターリングの曲線」の横軸は前負荷の量として表現できますが、それを受け入れられるだけの心筋の伸びも関係します。「心筋がそれだけの量を受け入れられるか？」、また「その量を押し出すことはできるか？」など、今のボリューム（前負荷）を受け入れることができるかどうかが一回拍出量に関係していきます。

　心収縮力を上げるためには、強心薬を入れれば上がります。**ジギタリス製剤**は心臓の筋肉に対して作用し、収縮力を増大させます。心収縮力が下がっているときには効果が期待できます。

　しかし、**心収縮力が上がると心臓は、よりがんばって動かなくてはならない状態となります。**弱っている心臓にとっては、つらいムチになります。心臓の栄養である酸素の消費量は上がり、もっと血液が必要になります。となると、心臓はよりがんばって血液を拍出しなくてはならない状態になってしまいます。**薬剤を使用する場合は状況を見極めて、適正な使用量を考えなくてはならない**と思います。

収縮力といっても収縮する力だけでなく、拡張できる力も大切だということですね。また、薬剤によってその状況を打開することも必要になることがありますが、その薬剤の使い方によっては、逆にダメージを与えてしまうことも忘れてはいけません。

24 現場で思い出したい後負荷と薬の関係

☑ 後負荷は主に末梢血管の締まり具合のことを指す

これまでマニアックな話もあって「これいるの？」と思う人もいるかもしれませんが、ここではズバリ現場で思い出してもらいたい内容になっています。

後負荷は、主に末梢血管の締まり具合のことを指します。寒くなったら指先が冷たくなりますね。それは末梢血管が締まっているのですね。末梢血管を締めて温かい血液を体の中心に集める、生命を維持する機能が働いているのです。

末梢血管が開いていれば、心臓は血液を末梢まで楽に届けることができるため、たくさん血液を送り出すことができます（＝**心拍出量増加**）。しかし、開ききってしまうと血圧低下につながります。

逆に末梢血管が締まれば血圧は上がりますが、指先まで血液を届けるためには相当な力が必要になります（＝**心拍出量低下**）。ただ単に血圧を上げればよいというわけではなさそうですね。

☑ アシドーシスになると心原性ショックは悪循環に陥る

末梢血管が締まる現象は、患者さんが危険状態のときにも認めます。何らかの原因によって心臓から血液が拍出しづらくなったとき、**低心拍出量状態**となります。そうなれば低血圧になり、各組織に血液を届けるという心臓本来の仕事ができず、**低灌流状態**となります。それにより、組織は低酸素状態となり**アシドーシス**になります。

アシドーシスになると、動脈血管は収縮してしまいます。つまり、末梢血管が締まるのです。そうすると心臓にとって抵抗となり、ますます血液を拍出しづらくなってしまい（**後負荷増大**）、低灌流に拍車がかかるのです。**心原性ショック**は、どんどん悪循環に陥っていきます。

☑️4つのカテコラミンは低血圧の救世主

血圧が下がったとき、**カテコラミン**が登場します。血圧を上げる**循環作動薬**は、交感神経（参照〈第1章1 心臓の役割〉p.8～9）に働きかける薬なのですが、交感神経のどこに効くのかは薬によって変わるようです。

交感神経の働き		薬剤		作用
受容体	作用			
α	血管収縮		アドレナリン	$\beta > \alpha$
β_1	心収縮力増強　心拍数増加		ノルアドレナリン	$\alpha >> \beta$
β_2	気管支拡張		DoA ドパミン	α & β
			DoB ドブタミン	$\beta > \alpha$

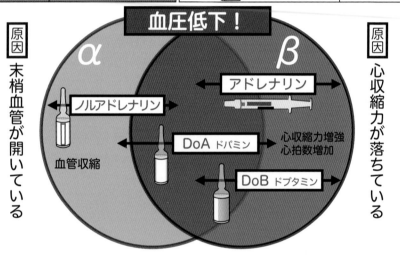

交感神経にはα（アルファ）受容体とβ（ベータ）受容体があります。それぞれ影響を与える因子には違いがあって、αは血管収縮、βは心収縮力・心拍数に影響を与えます。

☑️血圧が下がったときに使用される薬は4つ

血圧が下がったときに使用される薬は次の4つです。

- アドレナリン：βによく作用するので、心収縮力増強・心拍数増加を狙い血圧を上昇させます。
- ノルアドレナリン：αによく作用するので、末梢血管を収縮させます。
- ドパミン塩酸塩（DopAmine（DoA））：αにもβにも作用するので、心収縮力増強・心拍数増加を狙いつつ末梢血管を締めにいきます。（※心

房細動を誘発することがあるといわれています。心房細動になれば血圧コントロールがしにくくなるので、慎重に使用する必要があります）
- ドブタミン（DoButamine（DoB））：β によく作用するので、心収縮力増強・心拍数増加を狙い血圧を上昇させにくのです。

それぞれの薬剤は、それぞれ狙うところが異なります。どの薬が有効なのか？ そのときの状況によって異なります。

薬剤	適応	作用		注意点 など
アドレナリン	心停止 アナフィラキシー ショック 気管支喘息	β ＞ α	β作用 心筋収縮力増強 心拍数増加 （α作用 血管収縮）	心肺蘇生中は 3～5分おきに静脈内投与
ノルアドレナリン	急激な血液低下	α ≫ β	α作用 強力な血管収縮	強力な血管収縮のため、 極めて強い後負荷になる
DoA ドパミン	急激・ 周術期の循環不全	α ＆ β	α作用 血管収縮 β作用 心筋収縮力増強 心拍数増加	流量で効果が変化 低流量（2～5γ）：利尿作用 中流量（5～9γ）：心拍出量増強 高流量（2～5γ）：末梢血管収縮 心房細動を誘発する可能性がある 半減期が短い（1～2分） シリンジ交換時要注意
DoB ドブタミン	急激・ 周術期の循環不全	β ＞ α	β作用 心筋収縮力増強 心拍数増加 （α作用 血管収縮）	半減期が短い（1～2分） シリンジ交換時要注意

☑ 薬剤の使用でもSV×HR＝Coは重要になる

ということは、「今なぜ血圧が下がっているのか？」「この患者さんに今何が起こっているのか？」を理解しなくては、どの薬剤を使用したらよいのかわからないっていうことになりますね。

ここでもやはり、SV×HR＝Coが重要になります。

超大切！

SV×HR＝Co

※SV：一回拍出量(stroke volume)、HR：心拍数(heart rate)、Co：心拍出量(cardiac output)

つまり、**SV**（＝前負荷・収縮力・後負荷）×**HR**＝**Co**と考えると、「血圧がなぜ下がっているのか？」「前負荷が下がっているのか？」「収縮力が下がっているのか？」「後負荷が下がっているのか？」「心拍数が低下しているのか？」ということを併せて考えられるようになります。

血圧が上がって逆効果になることもある

こんなことも考えられます。血圧が下がったときに、ノルアドレナリンを使用することがあります。ノルアドレナリンの効果は絶大で、急激な血圧低下など急場をしのぐため、血圧が上がらない状態のときは救世主の薬となりますが、末梢血管を締めるため、後負荷がとても上がることから、心臓にとってはとてもつらい薬となります。この後、逆に血圧が保てなくなるかもしれません。

血圧はマンシェットを巻けば気軽に測定できるバイタルサインです。数値に現れるので、評価しやすいバイタルサインになるでしょう。でも、その数値にはとても多くの因子が関係していて、結果として現れています。血圧が低下したといっても、その状況によって投薬や処置などの対処が変わってきます。一つひとつをアセスメントした総合評価として、血圧を見ていきたいですね。

MEMO

25 緊急カテーテルでまずすること、できること

☑ まず、心カテ室に入室してやることは？

ここでは緊急カテーテルを想定してお話ししますが、待機症例も基本は同じです。待機症例のときにも緊急カテを想定して、普段から流れをつくっておくことで緊急カテのときに戸惑いなくスムーズに対処できる環境を整備しておくことが大切です。

なぜか多い?! 患者移動のときの急変

なぜか……、ストレッチャーからカテ台への移動時の急変がすごく多いです。私が経験したなかでも**患者移動のときに心室細動（ventricular fibrillation；VF）になったケース**が何件かあります。

モニタリングを誰がするの？

患者さんの移動に気を取られて、**モニタリング、患者さんの様子の観察がおろそかになっている場合**があります。

また、患者さん引き渡しのために、救急外来スタッフが看るのか、カテスタッフが看るのか、**責任の所在**が曖昧になってしまうシチュエーションでもあります。

観察時のお約束！

モニターに近い人がモニター監視役、患者さんの顔に近い人が患者さんの様子の観察役など、それぞれを指名して**観察にタイムラグがないようにしましょう**。モニターが心カテ室のモニター（ポリグラフ）に切り替わったときに、モニタリングはカテスタッフへ引き継ぎましょう。

☑ 移動用モニターから心カテ室のモニターへ切り替え

モニター心電図の装着

①まずはモニター心電図からつけよう

スタッフの行動は次のとおりです。

- カテスタッフ：モニター心電図を装着することをクセづけましょう。

まずは四肢誘導から。
- カテ出しスタッフ：モニター・患者観察

- モニタリングしていない空白の時間がないように！ 心臓カテ室のモニター（ポリグラフ）に心電図が表示されてから、移動用モニターの心電図を外します。
- 電極によってはX線に映るものもあります。心カテ検査・治療の妨げになるので電極も剥がしましょう。

モニターを複数人で装着しているのを見かけます。バイタルサイン装着は1人（または2人）で十分です。……なぜなら、次のことがあるからです。

- 複数人で装着すると、お互い「やってくれているだろう」ということから何かを忘れてしまうことがあります。
- 緊急時はほかにもやることがいっぱいなので、効率よく同時並行して、さまざまな準備をしましょう。
- 何よりもモニタリング・患者観察が大切です。

②SpO₂モニターをつけよう

スタッフの行動は次のとおりです。

心電図の後はSpO₂のプローブを装着します。
Q. なぜ？ 非観血血圧（non-invasive blood pressure；NIBP）より先にSpO₂を装着するの？
A1. すぐ付けられるから。
A2. 脈波が常に表示されるから。

カテの準備中は心電図の波形は乱れることが多いです。心電図が乱れてもパルスオキシメータの脈波が出ていれば心停止などのイベントは起こってないと推測されます。

③非観血血圧（NIBP）を測定するためのマンシェットを巻こう

スタッフの行動は次のとおりです。

NIBP測定のため血圧計のマンシェットを巻く。
- ARTERY▽と書いている部分に動脈を合わせる。
- 服の袖をまくり、マンシェットは腕に直接巻く。

心カテ中は血圧低下が起こりえます。そんなときに活躍するのがNIBPです。
- マンシェットが正しく巻かれていないと、低い血圧を正確に測ることができません。
- 服の上からだとマンシェットに伝わる拍動が弱くなって、低い血圧時には特に正確に血圧を測ることができません。

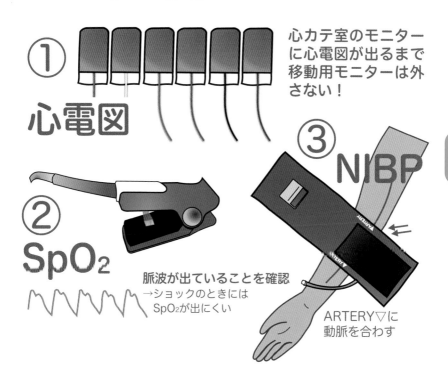

① 心電図

心カテ室のモニターに心電図が出るまで移動用モニターは外さない！

② SpO₂

脈波が出ていることを確認
→ショックのときには
SpO₂が出にくい

③ NIBP

ARTERY▽に動脈を合わす

☑ 理想的なチームはスタッフがバラけている?!

　スタッフが1箇所に固まっていないかどうか、急変時などに一度落ち着いて周りを見渡してください。同じところに複数人が固まっていることありませんか？ 次に起こりうる状態悪化に備えて、次の処置に備えていつでも動けるよう構えているときは、スタッフの立ち位置はバラけるようにしましょう。

　それぞれの立ち位置から見える風景・得られる情報は変わりますし、すぐにできることも変わります。そして、まずはバイタルサインを監視できる環境にすることが最優先です。

 スタッフがバラけているチームこそが、スペシャリストチームです。スタッフそれぞれが、それぞれでできることに対してアクションを起こし、効率よく心カテが始められる準備をしていきましょう！

26 急性心筋梗塞患者で押さえておきたい観察ポイント

☑ 心カテ室のモニターにバイタルサインが出たら確認すること

　緊急カテーテル検査・治療が始まるとしましょう。まずは「この患者さんはどれくらいの重症度か」、そして「緊カテ中に起こりうること」「準備しておくこと」などは、患者さんをよく観察するとわかります。

　ここでは、何かが起こるかもしれない急性心筋梗塞の患者さんについて押さえておきたい観察ポイントを考えていきましょう！ お話しすることは、心カテ室だけでなく救命救急室などでも同じことなので、救急スタッフや病棟スタッフも必読です！

心電図モニター

　まず心電図モニターで確認することは、次のとおりです。

> ● 心室期外収縮（premature ventricular contraction；PVC）の有無
> ● 心拍数　　● ST-T変化

● PVCが出ていたらモニタリング強化！
● 心室細動(ventricular fibrillation；VF)が誘発される可能性大！
● 特に注意するべきなのは、次のとおり。
　・PVCの頻度が多い(数拍に1回以上)　　・PVCが連発している(2連以上)
　・PVCの波形の形が1発1発で異なる(2パターン以上ある)
※同じ誘導で2つ以上のPVCの形を見比べ、違う形の波形(多形性)であれば要注意。

心拍数

● 徐脈：刺激伝導系に影響があるような心筋梗塞を起こしている可能性があります。**テンポラリーペースメーカや脈を上げる薬剤**を準備しておきます。
● 頻脈：ショックの状態である可能性があります。**急変時対応**が迅速にできるように、より準備を整えておきましょう。

ST-T変化

　急性心筋梗塞の場合は、ST-T変化がどの誘導にどのくらいあるかを確認し

ておきましょう。特にaVR誘導でST上昇が認められたら、**左冠動脈主幹部（left main trunk；LMT）が閉塞している可能性がある極めて重症な状態**かもしれません（参照〈第2章15 aVRのST上昇は超重症の可能性大！〉p.58）。

SpO₂

重症患者でショックの状態のときは、末梢血管が締まっていることが多いです。**末梢血管が締まっている場合、SpO₂は値が出にくい！**

非観血血圧（NIBP）

心筋梗塞だけでは低血圧を示すことは少ないといわれています。血圧が低い場合は、極めて**重症なショックの状態**になっている可能性があります。

☑ 患者さんに聞くこと

胸の痛みを数値化し、スケールにして確認しましょう。「いちばん痛いときを10としたら今どれくらい？」と患者さんに聞きます。

このスケールは、来院時から共通のスケールとして下記のように経時的に確認します。症状がある場合には、このタイミングで症状スケールを聞きましょう。

- ●救急搬入時（病棟出棟時）
- ●心カテ室入室時
- ●カテ中（再灌流後）
- ●カテ後
- ●集中治療室入室後

私がいちばん緊張感をもって挑む、緊急カテのときの3つの危険バイタルは次のとおりです。

---

①STの上がりが半端ない。
②PVCが出ている。
③頻脈である。

PVCにも出方によって、重症度が異なります。PVC Lown分類によると2連発以上のPVCや自己波のT波のところにPVCが乗っかるR on T現象は特に要注意だと示されています。

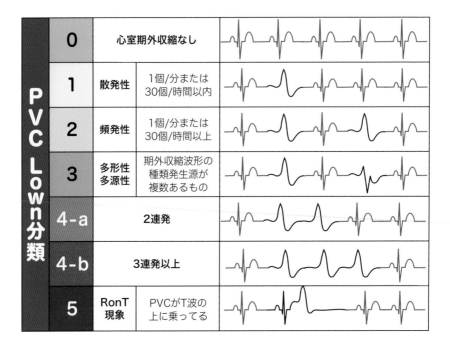

P V C Lown 分類	**0**		心室期外収縮なし	
	1	散発性	1個/分または 30個/時間以内	
	2	頻発性	1個/分または 30個/時間以上	
	3	多形性 多源性	期外収縮波形の 種類発生源が 複数あるもの	
	4-a		2連発	
	4-b		3連発以上	
	5	RonT 現象	PVCがT波の 上に乗ってる	

　この３つのバイタルが揃うと、より緊張感をもって治療に挑みます。VF（心室細動）になる危険性が大です。さらに忘れてはならないのが、患者さんの手足を触り、冷感・しっとり具合を**ノーリア・スティーブンソン分類（Nohria-Stevenson分類）**で確かめることです。

 重症患者さんの対応をするときには、いかに迅速に、先手を打って対応することができるかが超重症急性期を乗り越えるキーポイントになってきます。ポイントを絞って、予測しながら対応することが大切ですね。

MEMO

....
....
....
....
....
....
....
....
....

第3章

冠動脈治療が
身につくはなし

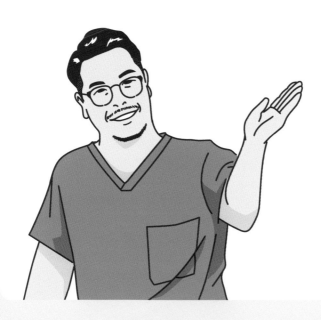

1 冠動脈バイパス術（CABG）への治療アプローチ

☑ 薬物治療

冠動脈治療には、薬物治療、経皮的冠動脈インターベンション（percutaneous coronary intervention；PCI〔ピーシーアイ〕）、冠動脈バイパス術（coronary artery bypass grafting；CABG〔シーエービージー〕）という3つの方法があります。

薬物治療は、主には**動脈硬化の進行を食い止める**ために行われるもので、動脈硬化の原因となるコレステロールや血圧などを薬物によってコントロールするものです。できあがった動脈硬化を薬物によって治療することは難しく、PCIやCABGなど侵襲的な治療が主に行われています。

☑ 経皮的冠動脈インターベンション（PCI）

PCIは、血管にシースを挿入して、冠動脈までカテーテルを挿入し、バルーンやステントなどを用いて血管治療を行います。

☑ 冠動脈バイパス術（CABG）

CABGは、心臓血管外科にて開胸し、動脈血管と冠動脈をバイパスするものです。**CABGには、人工心肺を使うオンポンプ冠動脈バイパス術（オンポンプCABG）と人工心肺を使用しない心拍動下冠動脈バイパス術（off-pump coronary artery bypass grafting；OPCAB（オプキャブ））の2種類の手術方法があります。**

オンポンプCABGは人工心肺を使用するため、心臓を止めた状態でバイパスを吻合できます。そのため、微細な縫合をより確実に行うことができます。ただし、人工心肺によって脳梗塞などの合併症を起こす場合もあるため、リスクの高い症例では人工心肺を使用することができない場合もあります。

OPCABはその点、人工心肺による合併症は起きないため心配はありませんが、心臓は動いたままなので、吻合がしにくかったり、心臓の裏側の血管

に吻合したりするときには血圧を保つことができないこともあります。症例によってオンポンプでやるかOPCABでやるかが決められます。

　バイパスに使われる血管は、**主に左右の内胸動脈・大伏在静脈**が使われます。

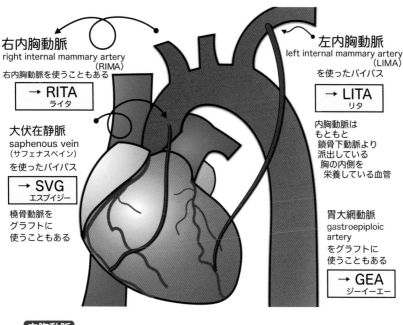

右内胸動脈
right internal mammary artery
(RIMA)
右内胸動脈を使うこともある

→ RITA
ライタ

大伏在静脈
saphenous vein
(サフェナスベイン)
を使ったバイパス

→ SVG
エスブイジー

橈骨動脈を
グラフトに
使うこともある

左内胸動脈
left internal mammary artery
(LIMA)
を使ったバイパス

→ LITA
リタ

内胸動脈は
もともと
鎖骨下動脈より
派出している
胸の内側を
栄養している血管

胃大網動脈
gastroepiploic
artery
をグラフトに
使うこともある

→ GEA
ジーイーエー

内胸動脈

　内胸動脈は、鎖骨下動脈から派生して胸の内側を栄養している血管です。 開胸したら胸の内側を覗き込み、内胸動脈を丁寧に胸から剥がしていきます。鎖骨下動脈側はそのまま切断せず使われ、吻合は冠動脈との吻合の1カ所で済むため、CABGのネックになる吻合部狭窄のリスクが低くなります。

　また、もともと動脈血管なので自然な血流が得られます。そのため10年後の開存率は最も高いグラフトとなります。

大伏在静脈

　大伏在静脈は、もともと足の静脈血管です。 血管径が太いため良好な血流が得られます。しかし、静脈血管のため血管内に弁などが存在し、それが血流を阻害することもあります。

CABGか？　PCIか？　さまざまなデータが出ていますが、PCIを行うには危険すぎる病変や年齢などを考えてCABGのほうがよい症例もあります。PCIは比較的低侵襲な治療ではありますが、無理にPCIを行うことは逆にハイリスクになることを考えなくてはなりません。適切な判断が求められます。

2 造影カテーテルとガイディング カテーテル、その違いは?

☑ 経皮的冠動脈インターベンション(PCI)で使う道具 (デバイス)はさまざま

経皮的冠動脈インターベンション(PCI)は、さまざまな道具(デバイス)を使って進められます。そのデバイスを使うことによって、患者さんに侵襲を与えることになります。侵襲は治療効果が得られるもので、よいことがほとんどですが、よくないことを起こしてしまうこともしばしばあります。

私たち心臓カテーテル検査・治療にかかわる心力テスタッフは、そのよくない影響を最低限に留めなくてはなりません。 そのためには、そのデバイスを知り、どのようなことが起こりうるのかを知っておかなくてはなりません。デバイスのことを知っておかなくてはならないのは、医師や臨床工学技士だけではないんですね。

☑ カテーテルには診断に使われるものと治療に使われる ものの2種類がある

PCIのときにまず登場するのは、ガイディングカテーテルというものです。**カテーテルには、造影カテーテルとガイディングカテーテルの2種類があります。** 以下、それぞれの違いについて説明します。

太さの違い

造影カテーテルは**4Fr**(よんフレンチ=よんフレ)が使われることが多いですが、ガイディングカテーテルは6Frや7Fr、場合によっては5Frや8Frなどの太さが使われます。

この太さの選択は、PCIで使われるデバイスによってまず変わってきます。現在のPCIでは、ほとんどの症例は**6Fr**で用が足ります。

しかし、特殊なデバイス(削ったりするデバイスなど)を使う予定のときには太くして7Frや8Frを選択することがあります。逆に、バルーン(風船)やステントしか使わない予定の場合は、5Frを使う場合もあります。

構造の違い

　ガイディングカテーテルは、造影カテーテルに比べてしっかりとした構造をしています。分解してみると、ガイディングカテーテルは３層構造になっており、バルーンなどのデバイスが中を通っても、しっかりと冠動脈まで通過させることができます。

サイドホール

　ほとんどの造影カテーテルには、カテーテルの途中に穴が開いています。これは細いカテーテルを通じて造影剤を注入する際に、圧がかかりすぎて注入できないことを防ぐためです。しかし、ガイディングカテーテルには、通常は穴が開いていません。これは造影カテーテルより太いからです。

　ガイディングカテーテルにも穴が開いているカテーテルがあり、形状の名前に「SH（＝サイドホール）」とついています。

　冠動脈の入口に病変がある場合、カテーテルの太さによってスッポリとカテーテルがはまり、血流がなくなってしまうことがあります。それを防ぐためのもので、その**サイドホールから血流を取り入れ、冠動脈内に血流を流す**ために用いられます。

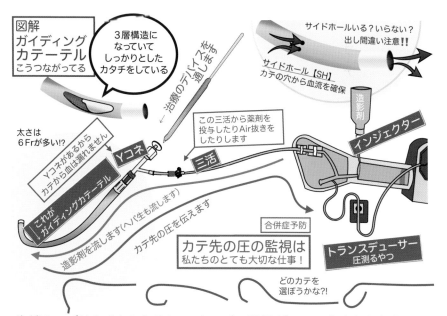

図解
ガイディング
カテーテル
こうつながってる

３層構造になっていてしっかりとしたカタチをしている

←治療のデバイス通します

サイドホールいる？いらない？出し間違い注意‼
サイドホール【SH】
カテの穴から血流を確保

造影剤

インジェクター

太さは6Frが多い!?

Yコネがあるからカテから血は漏れません

この三活から薬剤を投与したりAir抜きをしたりします

Yコネ
三活

これがガイディングカテーテル

造影剤を流します（ヘパ生も流します）

カテ先の圧を伝えます

合併症予防
カテ先の圧の監視は
私たちのとても大切な仕事！

トランスデューサー
圧測るやつ

どのカテを選ぼうかな?!

先端カーブはたくさんある！このカーブの選択がPCIの成功率を左右する
カテーテルがしっかりと冠動脈に入っている（＝エンゲージできている）とデバイスを運びやすい
※Yコネ：Yコネクター、三活：三方活栓、ヘパ生：ヘパリン加生理食塩液

サイドホール付きのカテーテルは、必要性がある場合にのみ用いられます。そのため、出し間違いに注意ですね。サイドホール付きのカテーテルは、その穴から造影剤が漏れるため、造影剤投与量が増えてしまうデメリットがあります。

Ｙコネがいる！

　ガイディングカテーテルのお尻には、Ｙコネクター（Ｙコネ）というものを付ける必要があります。このＹコネには弁が付いていて、スイッチを押すと口がパックリと開いて、**治療デバイスを入れる**ことができます。その他のときには、口を閉じて**カテーテルからの出血を防ぐ**ことができます。

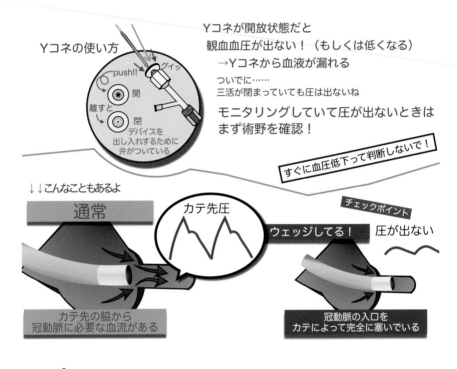

✅ ガイディングカテーテルの3つの役割

　ガイディングカテーテルの役割は次の3つです。

①造影剤を注入する
②カテーテル先の圧（観血血圧）を伝える
③デバイスを挿入する

ガイディングカテーテルがしっかりと冠動脈に向かって入っているという
ことがとても大切で、PCI成功の要因の8割はガイディングカテーテルの選
択であるとよく聞きます。

　皆さんの施設にもたくさんのガイディングカテーテルがあると思いますが、
患者さんに合わせた（大動脈のカタチ・冠動脈のカタチ・病変部の硬さなど）
カテーテルを選択する必要があります。これによって、デバイスが病変部ま
で挿入できる、できないが決まってくる場合があります。デバイスが病変部
に入っていかないとPCIはできないですからね。

☑ ガイディングカテーテルが私たちに伝えてくれること

　ガイディングカテーテルは、次のようにカテーテル先の状況を私たちに伝
えてくれます。

①患者さんの血圧は大丈夫？
　心カテ中は血圧のモニタリングを欠かさないようにしましょう。
②カテーテルがスッポリと冠動脈に入っていませんか？
　観血圧が低く表示されたりします。また、それによって冠動脈に血
　流がなくなり、心電図のST変化とともに胸部症状が出てくることが
　あります。
③カテ先が血管や動脈硬化の病変部に当たっていませんか？
　観血圧が低く表示されます。造影剤を入れたり、デバイスを無理に
　入れたりしていくと、**血管が裂けてしまうかもしれません。**
④Yコネが開いたままで出血はしてませんか？
　観血圧が低く表示されます。観血血圧をモニタリングしていて圧が
　出ない理由が思い当たらない場合は、**必ず術者に声かけをしましょう。**

心カテ中、観血血圧のモニタリングを欠かしてはなりません。血圧が変動したとき、「な
ぜ下がったのか？」「なぜ上がったのか？」という理由を考えることが大切です。特に
血圧の変動の理由が見当たらないときは、術者に一声かけましょう。術者とコミュニケー
ションを取って、合併症予防に努めなくてはなりませんね。

3 心カテ室で使うガイドワイヤーと血流予備量比（FFR）、安静時機能評価法

☑ 心カテ室で使うガイドワイヤー

心臓カテーテル室で使うガイドワイヤーには、さまざまな種類があります。

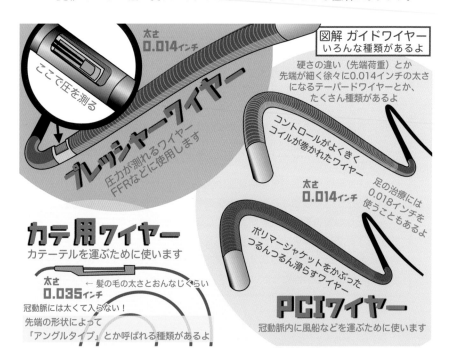

太さ 0.014 インチ

ここで圧を測る

プレッシャーワイヤー

圧力が測れるワイヤー FFRなどに使用します

図解 ガイドワイヤー
いろんな種類があるよ

硬さの違い（先端荷重）とか先端が細く徐々に0.014インチの太さになるテーパードワイヤーとか、たくさん種類があるよ

コントロールがよくきくコイルが巻かれたワイヤー

太さ 0.014 インチ

足の治療には0.018インチを使うこともあるよ

カテ用ワイヤー

カテーテルを運ぶために使います

太さ 0.035 インチ　← 髪の毛の太さとおんなじぐらい

冠動脈には太くて入らない！

先端の形状によって「アングルタイプ」とか呼ばれる種類があるよ

ポリマージャケットをかぶったつるんつるん滑らすワイヤー

PCIワイヤー

冠動脈内に風船などを運ぶために使います

まずは、心カテするときに必ず使うであろう**太さ0.035インチ**のガイドワイヤーです。このガイドワイヤーは、**カテーテルを血管内に進めるときに、カテーテルの中に入れて、このガイドワイヤーを先行させて血管内を通していきます**。

ガイドワイヤーは水分に触れるとヌルヌルするコーティングが施されていて、血管壁を滑るようにカテーテルを目的地まで誘導していきます。

通常は「**アングルタイプ**」っていうものを使うことが多いかと思います。それは先端が少し曲げられた形をしているもので、特殊なものになると、上肢の血管の枝にガイドワイヤーが迷い込まないように先端が複雑な形をしているものもあります。

☑️ 血流予備量比（FFR）で血管狭窄の度合いを知る

ガイドワイヤーのなかには特殊なものもあります。その一つに**プレッシャーワイヤー**というものがあります。ガイドワイヤーでありながら、圧が測れるやつなんです。これは**血流予備量比（fractional flow reserve；FFR）**の計測に使われます。

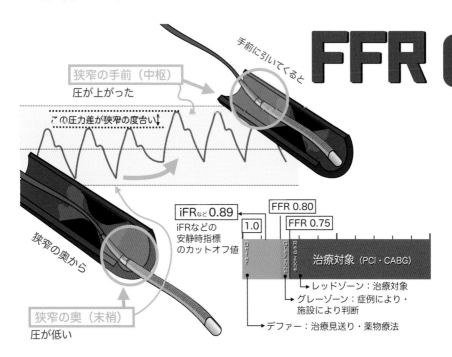

FFRの測定っていうのは**血管狭窄がどのくらいかを知る**ために行われます。狭窄度合いを知るための検査には、冠動脈CTや冠動脈造影がありますが、その2つの方法とFFRは見ている視点が違います。

冠動脈CTや冠動脈造影は血管の外側から、狭窄具合を見て狭窄度を知る検査ですが、「FFRはその狭窄が心筋にとってどのくらい影響があるのか？」という視点で検査するものです。

ここで川の流れを想像してみてください。上流は勢いよく水が流れていますが、途中にある石によって、水の流れがせき止められてその下流には水がちょろちょろとしか流れていません。石がなければ川は勢いよく流れて、たくさんの水が下流にある花たちに与えられるでしょう。でも、石によって勢いが弱まってしまうと、花に十分な水が与えられなくなってしまいます。

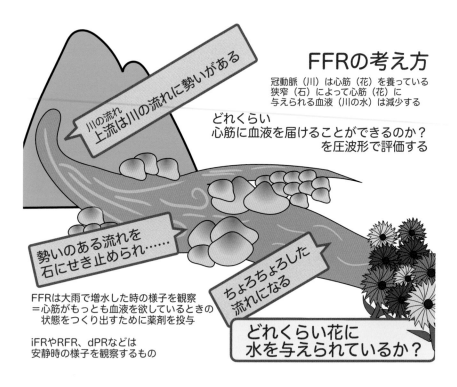

川の流れ
上流は川の流れに勢いがある

FFRの考え方
冠動脈（川）は心筋（花）を養っている
狭窄（石）によって心筋（花）に
与えられる血液（川の水）は減少する

どれくらい
心筋に血液を届けることができるのか？
を圧波形で評価する

勢いのある流れを
石にせき止められ……

ちょろちょろした
流れになる

FFRは大雨で増水した時の様子を観察
＝心筋がもっとも血液を欲しているときの
状態をつくり出すために薬剤を投与

iFRやRFR、dPRなどは
安静時の様子を観察するもの

どれくらい花に
水を与えられているか？

冠動脈内の動脈硬化によってできた狭窄によって血流がせき止められ、流れが悪くなります。これは冠動脈内の血圧にも反映されるため、狭窄の末梢側は中枢側よりも血圧が下がってしまいます。**末梢側と中枢側の圧力の差によって、その狭窄度合いを数値化した**のがFFRです。

FFRの測定を行うときには、冠動脈内もしくは静脈内に薬剤を投与します。これは心筋内に最も血流が流れる状況を薬剤でつくり出し、その状態の圧力を測るためです。**パパベリン塩酸塩**や**アデノシン三リン酸ニナトリウム水和物**、近ごろは**ニコランジル**を使ったりもします。

☑️ 安静時機能評価法では薬剤を使わない

　最近では薬剤を使わない方法も行われています。**安静時機能評価法**というもので、メーカーによって名前は異なりますが、iFRやRFR、dPRなどと呼ばれます。これはFFRとは見ているポイントが異なりますが、評価されるものは一緒です。安静時機能評価法にて境界線の値が出たときには、FFRが追加される場合があります。

 「今、PCIを行うかどうか」を検討するために、この狭窄が本当に心筋にとってダメージとなっているのかどうかについて、FFRなどの機能的評価法を行って評価することが求められる症例もあります。

4　経皮的冠動脈インターベンション（PCI）で使うガイドワイヤー

☑️ 経皮的冠動脈インターベンション（PCI）で使うガイドワイヤーにはさまざまな種類がある

　経皮的冠動脈インターベンション（PCI）で用いるPCIガイドワイヤーは、冠動脈にバルーン（風船）などを挿入するときに"線路"として使われます。つまり、ガイドワイヤーが血管内病変を通過しなくてはPCIが始まりません。PCIガイドワイヤーにはさまざまなサイズや硬さ、さらには特殊なものなど、さまざまな種類があります。

　ガイドワイヤーの冠動脈への挿入はズンズンと真っすぐ挿入していくのではなく、先端をクルンクルン回しながら入れていきます。クルンクルン回すためにトルカーを使います。

サイズ

　PCIで使われるガイドワイヤーは、**おおよそ直径0.3mm（0.014インチ）**のものが多いです。見た目はどれも同じようなものですが、よーくよーく見ると少し構造が違います（注：肉眼ではわかりません）。ワイヤーがグルグル

巻かれているものや、プラスティックのカバーを被っていてツルンツルン滑るものもあります。

 ツルンツルンのワイヤーは知らないうちに冠動脈の奥深くに入り込んでしまいます。そうすると冠動脈を突き破って血管外に出てしまうことがあります。これを冠動脈穿孔といいます。

硬さ

　ガイドワイヤーは硬さの違いもあります。**硬さは「g（グラム）」で表現する**のですが、通常最初に使われるガイドワイヤーは**0.5g**ぐらいのものを使います。動脈硬化が硬かったりすると0.5gでは歯が立たないときがあります。そんなときには、ガイドワイヤーを2gや4gなど硬いワイヤーに変えていきます。とても硬いものだと20gというものもあって、先端をツンツン触っただけでチクチクするくらい硬いです。

 チクチクするくらい硬いワイヤーはちょっとしたことで冠動脈を突き破ってしまいます。これも冠動脈穿孔を起こしやすいガイドワイヤーってことになりますね。

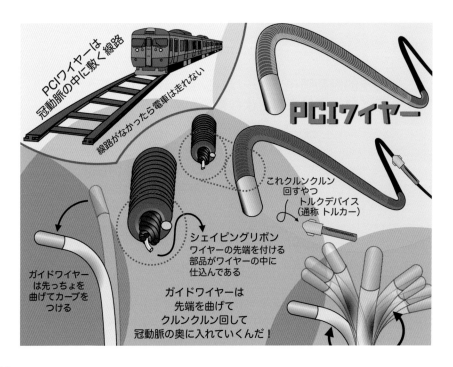

PCIワイヤーは冠動脈の中に敷く線路

線路がなかったら電車は走れない

PCIワイヤー

これクルンクルン回すやつ
トルクデバイス
（通称 トルカー）

シェイピングリボン
ワイヤーの先端を付ける部品がワイヤーの中に仕込んである

ガイドワイヤーは先っちょを曲げてカーブをつける

ガイドワイヤーは
先端を曲げて
クルンクルン回して
冠動脈の奥に入れていくんだ！

特殊なワイヤーとして、先端になるにつれて細くなっている**「テーパード ワイヤー」**というものがあります。これは、**冠動脈が前々から完全に詰まっ ている慢性完全閉塞（chronic total occlusion；CTO）**のときに登場するこ とが多いです。

CTOって完全に閉塞していると見えながら、じつは細く細く道筋がある場 合があるんです。それをマイクロチャネルっていいます。このほそーーーい 道筋にガイドワイヤーの頭を突っ込めるように、テーパー（先細り）してい るガイドワイヤーを使うこともあるんです。CTOって硬いワイヤーを使うだ けじゃないんですよね。だから、気をつけないといけないんです！

☑ 心室期外収縮（PVC）には注意しよう

施行医も十分に注意してガイドワイヤーを進めていきますが、私たちにも できることがあります。

ガイドワイヤーが血管の奥深くに入って心筋を突いてしまうと、**心室期外 収縮（premature ventricular contraction；PVC）**が出ることがあります。 PVCが出たら、先生に「PVCです！」ってコールしましょう！　心電図モニ ターには注意です！

そんなあなたの一言が、恐い合併症を防ぐことになるんです。ワイヤーパー フォレーションは、術者だけでなく私たちモニタリングしているスタッフに も防げるチャンスはあります。

MEMO

....
....
....
....
....
....
....
....
....
....
....

5 冠動脈穿孔が発生したときの止血はどうする？

☑ 経皮的冠動脈インターベンション（PCI）では冠動脈穿孔に注意する

　患者さんが経皮的冠動脈インターベンション（PCI）を安全に受けられるようにするために、私たちはそれぞれの視点から合併症が起きないようにし、そして合併症が起きたときには迅速に適切な対応ができるように準備をしておかなくてはなりません。特にガイドワイヤーによって起こりうる合併症は、**冠動脈穿孔**です。

　ガイドワイヤーでの冠動脈穿孔は、多くの場合は慌てる必要はありません。でもバイタルサインや症状、患者さんの様子は、より注意深く観察しましょう。また、術野でどのように**止血**をしていくのかを知っておく必要があります。「何が必要なのか？」を確認しておきましょう。

☑ 冠動脈穿孔が起こったときの止血

　冠動脈穿孔が起こったときの止血方法として、次のようなものがあります。

①プロタミンでヘパリン中和

　PCIのために投与したヘパリンの中和が必要になることがあります。活性化凝固時間（activated clotting time；ACT）の測定、ヘパリンの投与量からプロタミンの投与量を決定します。

　プロタミン投与中は薬剤投与による副作用に注意し、投与直後から観血血圧で血圧の監視を行います。観血血圧が非表示またはカテ内にデバイスが入っているため血圧波形になまりがある場合は、適時、非観血血圧（non-invasive blood pressure；NIBP）の測定をします。

　それと同時にこの状況下では、まずは止血手技のためPCIは続行されます。プロタミン投与は血管内の血栓形成につながるので、新たなST上昇、胸部症状の出現について注意深く観察します。

②マイクロカテーテルを使って血管に陰圧をかける

　マイクロカテーテルを出血している血管に挿入し、**30mLくらいの大きな**

ワイヤーパーフォレーション
ワイヤで起こした血管穿孔（けっかんせんこう）

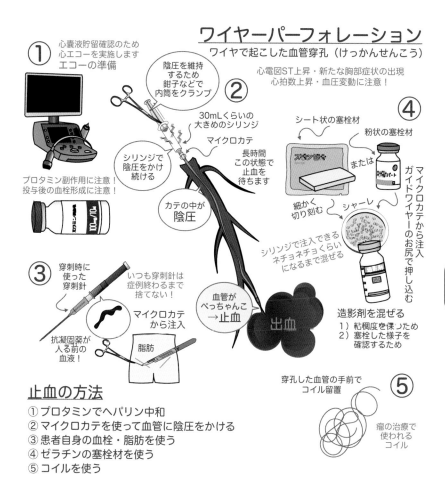

① エコーの準備
心嚢液貯留確認のため心エコーを実施します

プロタミン副作用に注意！投与後の血栓形成に注意！

② 陰圧を維持するため鉗子などで内筒をクランプ

30mLくらいの大きめのシリンジ

マイクロカテ

シリンジで陰圧をかけ続ける

カテの中が陰圧

心電図ST上昇・新たな胸部症状の出現
心拍数上昇・血圧変動に注意！

長時間この状態で止血を待ちます

③ 穿刺時に使った穿刺針

いつも穿刺針は症例終わるまで捨てない！

マイクロカテから注入

抗凝固薬が入る前の血液！

脂肪

血管がぺっちゃんこ→止血

出血

④ シート状の塞栓材
粉状の塞栓材
または

細かく切り刻む
シャーレ

シリンジで注入できるネチョネチョくらいになるまで混ぜる

マイクロカテのお尻で押し込む
ガイドワイヤーのマイクロカテから注入

造影剤を混ぜる
１）粘稠度を保つため
２）塞栓した様子を確認するため

⑤ 穿孔した血管の手前でコイル留置

瘤の治療で使われるコイル

止血の方法

① プロタミンでヘパリン中和
② マイクロカテを使って血管に陰圧をかける
③ 患者自身の血栓・脂肪を使う
④ ゼラチンの塞栓材を使う
⑤ コイルを使う

※ 必ずご確認ください！
止血方法・使用材料については医師判断・施設の取り決めなどから、その状況下で患者救命を最優先し判断されるものであり、ここに記載の一切を推奨するものではありません。必ず医師と事前およびその状況で指示を受け対応すること。

ロック付シリンジを使用して持続的に陰圧をかけます。 陰圧のかかったマイクロカテーテルの先端で、血管をぺっちゃんこにし、20〜30分程度この状態を維持して、止血を試みます。造影をしてみて止血が確認されればよいのですが、まだ出血している場合はこの手技を繰り返すか、③以降の手技に進みます。

③患者自身の血栓・脂肪を使う

　穿刺のときに使用した穿刺針の中に血栓を探します。血栓があれば、シリンジをマイクロカテーテル内に入れて、その血栓を穿孔している部分に運び、

これで止血を試みます。

　血栓がない場合は、**患者さん自身の脂肪を使うこともあります**。鼠径部をカットダウンして鉗子などで脂肪を取り、血栓と同じ方法で穿孔している部分に運び穿孔部を塞ぎます。血管を塞栓することにより、新たな心筋梗塞を起こすこともあります。

④ゼラチンの塞栓材を使う

　肝動脈化学塞栓療法で使用される**ゼラチンでできた塞栓材を使う**場合があります。この塞栓材を細かく砕き、シャーレなどに入れて造影剤を混ぜます。シリンジで注入できるくらいのやわらかさ（粘稠度）になるくらいまで混ぜて、2mLくらいのシリンジに詰めます。それを、マイクロカテーテルを通じて穿孔部に注入し塞栓させます。

　このとき、術者は塞栓材に触れないようにすることが大切です。術者の手に付いた塞栓材が目的以外の冠動脈に誤って注入されれば冠動脈を塞栓してしまう危険性があるからです。

　塞栓材を扱った清潔者は、作業が終われば作業した術野のうえに新しいドレープをかけて、手袋・ガウンを交換し、塞栓材がデバイスなどにつかないように細心の注意を払います。異物を投与するため、まずはマイクロカテーテルの陰圧止血が行われることが多いです。

⑤コイルを使う

　動脈瘤の治療に使われる塞栓コイルを使用することがあります。**穿孔している血管の手前にコイルを留置します**。コイルは留置できるスペースが必要なので、塞栓する血管にある程度の太さと長さが必要になります。マイクロカテーテルの陰圧止血で止血できなかった場合に行われます。

　止血方法や使用材料については、医師判断や施設の取り決めなどから、その状況下で患者救命を最優先し判断されるものであり、ここに記載した一切のことを推奨するものではありません。必ず医師から事前に、またはその状況で指示を受け対応してください。

以上が、万一のときの対処法です。手技を行うのは術者ですが、それぞれ必要なものを準備するのは多くの場合は私たちです。万一のときのために、私たちは何をすべきなのかを考え、準備しておく必要がありますね。

6 経皮的冠動脈インターベンション（PCI）のバルーンが病変を拡張するとき

☑ 経皮的冠動脈インターベンション（PCI）でよく使われるバルーン

　経皮的冠動脈インターベンション（PCI）で使われるバルーン（風船）はたくさん種類がありますが、スタンダードなバルーンは大きく分けて2種類あります。**セミコンプライアンスバルーン（セミコン）**と、**ノンコンプライアンスバルーン（ノンコン）**です。

　"コンプライアンス"というのは"伸び具合"っていう意味なんですけど、例えば、尿道バルーンのあのバルーン（風船）は、よ～く伸びるので、コンプライアンスがとてもよいバルーンということで**コンプライアンスバルーン**っ

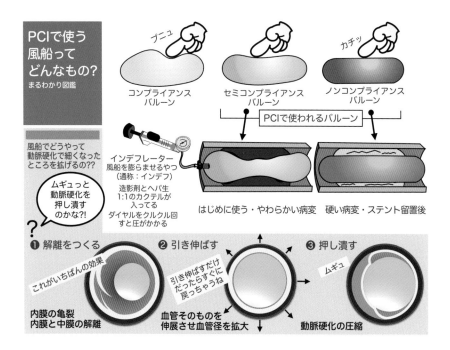

PCIで使う風船ってどんなもの？ まるわかり図鑑

ブニュ　コンプライアンスバルーン
セミコンプライアンスバルーン
カチッ　ノンコンプライアンスバルーン

PCIで使われるバルーン

インデフレーター
風船を膨らませるやつ（通称：インデフ）
造影剤とヘパ生1:1のカクテルが入ってる
ダイヤルをクルクル回すと圧がかかる

はじめに使う・やわらかい病変　　硬い病変・ステント留置後

風船でどうやって動脈硬化で細くなったところを拡げるの??

ムギュっと動脈硬化を押し潰すのかな?!

❶ 解離をつくる
これがいちばんの効果
内膜の亀裂
内膜と中膜の解離

❷ 引き伸ばす
引き伸ばすだけだったらすぐに戻っちゃうね
血管そのものを伸展させ血管径を拡大

❸ 押し潰す
ムギュ
動脈硬化の圧縮

101

ていいます。それよりも少し伸びにくいものがセミコンバルーン、もっと伸びにくいガッチガチのものがコンプライアンスがない、つまりノンコンバルーンってことになります。

セミコンバルーンは、はじめに病変を拡張するときに使います。ある程度の圧を病変にかけて拡がりやすいところからバルーンが拡張し、やがて細く硬いところをじわじわ拡張していくイメージです。

ノンコンバルーンは、すごく硬い病変やステントを留置した後に、しっかりと圧をかけて**ガツンと拡張していく**イメージとなります。

では、バルーンで狭窄を拡げるといっても、どうやって拡がるのでしょう？動脈硬化をムギュって押し潰すイメージがあるけど……。実は次の3つの要素が作用して病変を拡張させます。

- **解離をつくる**：バルーンを膨らませることによって血管の内膜を引きちぎって解離をつくります。これがいちばんの効果といわれています。わざわざ解離をつくっているんですね。
- **引き伸ばす**：中膜はゴムのような性質をしています。バルーンによって中膜が引き伸ばされ、血管そのものが大きくなります。ゴムみたいな性質なので引き伸ばされもしますが、ボヨヨーンと元に戻ってしまうこともあります。それをリコイルっていいます。
- **押し潰す**：動脈硬化をバルーンでムギュッと押し潰します。バルーンでは潰せない硬さ・弾力で押し付けても血管そのものが外に拡張されるため、なかなかバルーンでは完全に押し潰すことはできないようです。

☑PCIはかつてバルーンのみで行われていたこともある

かつてのPCIでは、バルーンのみで行われていたこともありました。当時、バルーンによって血管が拡がり続けることは画期的な治療であったことに間違いないと思いますが、どうしても拡げたところが再び細くなる再狭窄がたびたび起こったようです。

そりゃそうですよね。病変が拡張するメカニズムは、解離をさせて血管そのものを大きくして、解離すれば血流が悪くなり血栓をつくってしまったりするし、血管を大きくしてもまた元に戻ることがありますものね。

7 スコアリングバルーンはどんなバルーン？

☑ スコアリングバルーンには「刃」が付いている

経皮的冠動脈インターベンション（PCI）で用いる**「スコアリングバルーン」は「刃」が付いている特殊なバルーン**です。この刃の効果として次の3つが挙げられます。

> ①きれいに解離がつくれる！
> ②石灰が割れる！
> ③血栓を砕く！

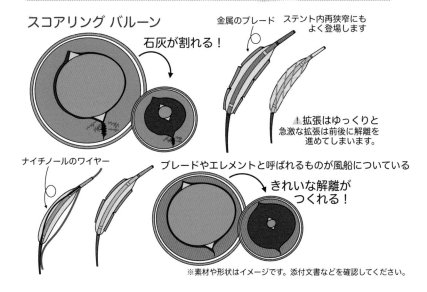

スコアリング バルーン

金属のブレード

ステント内再狭窄にもよく登場します

石灰が割れる！

⚠拡張はゆっくりと
急激な拡張は前後に解離を進めてしまいます。

ナイチノールのワイヤー

ブレードやエレメントと呼ばれるものが風船についている

きれいな解離が
つくれる！

※素材や形状はイメージです。添付文書などを確認してください。

①きれいに解離がつくれる！

バルーン（風船）によって狭窄になっている動脈硬化に解離をつくるとき、普通のバルーン（風船）で解離をつくると血管の中身にヒビが入り、グチャグチャになってしまいます。そのため、拡げたところで血液の乱流が起こり、

そこに**血栓が付きやすくなり、再狭窄の原因となる**こともあります。

　そこで、スコアリングバルーンには刃が2本、またはらせん状に巻いたワイヤーなどが付いており、その刃やワイヤーの部分が動脈硬化にまず当たり、そこに集中して力が加わることによって、その部分に解離が入ります。そのため、**スコアリングバルーンで拡げた後はきれいに刃の部分だけ解離が入る**っていう仕組みになっています。

②石灰が割れる！

　石のように硬い**石灰化した動脈硬化**は、普通のバルーンでは割って拡げることができない場合が多いです。その状態でステントを入れても、ステントが拡がらず凸凹のまま留置されることになります。

　スコアリングバルーンの刃を石灰に押し付けることによって、ある程度の厚さであれば**石灰を割る**ことができます。スコアリングバルーンで石灰を割っておけば、完全に拡がっていなくてもステントはある程度まで拡がってくれることが期待できます。

③血栓を砕く！

　急性心筋梗塞の場合、大きな血栓が詰まっていることがあります。そんなときにスコアリングバルーンを使うと、その**血栓を砕ける**ことがあります。大きな塊の血栓は血流の妨げになるので、下処理として使われる場合もあります。

　もう一つよく登場する場面は、ステント留置した後にそのステント内が細くなるステント内再狭窄（in-stent restenosis；ISR〔リステ、アイエスアール〕）です。ステント内は新生内膜と呼ばれる新たな組織に覆われていることがあります。その組織をぶった切るために、スコアリングバルーンを使用します。

　スコアリングバルーンを拡張するときには、普通のバルーンとは異なり、徐々に徐々に拡張していきます。**1〜2秒に1気圧ずつ**ぐらいです。スコアリングバルーンの刃を勢いよく血管内膜に当てると標的前後にも解離を進展させてしまうため、ゆっくりと拡張していきます。

　スコアリングバルーンは、普通のバルーンでは太刀打ちできない場合にも登場します。うまくスコアリングバルーンの効果が得られれば治療成功に大きな貢献をするでしょう。

　ただし、スコアリングバルーンには刃が付いているため、普通のバルーンよりも血管に入っていく通過性がどうしても悪くなってしまいます。仕方がないですけどね。

8 ドラッグコーティッドバルーン（DCB）はどんなバルーン？

☑DCBはどんなバルーン？

　経皮的冠動脈インターベンション（PCI）で用いるバルーンには、**ドラッグコーティッドバルーン（drug coated balloon；DCB）**、つまり薬剤コーティングバルーンというものもあります。ここでは、冠動脈の治療に使われるDCBについて説明します。

　DCBが登場するときの代表格が、**ステント内再狭窄（in-stent restenosis；ISR）**の場面です。ステントの中が狭窄するのは、金属の部分に覆い被さろうして、**新生内膜**という新しい組織が築きあげられるからです。この新生内膜は、生体のものでない金属を覆ってくれるので、血栓形成を防ぐため

バルーンに
抗がん薬と造影剤?!

○ 薬剤（パクリタキセルなど）
● 放出基盤（イオプロミドなど）

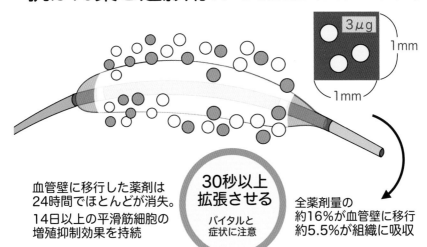

3μg
1mm
1mm

血管壁に移行した薬剤は24時間でほとんどが消失。14日以上の平滑筋細胞の増殖抑制効果を持続

30秒以上拡張させる
バイタルと症状に注意

全薬剤量の約16%が血管壁に移行約5.5%が組織に吸収

にはある程度は必要なものです。しかし、それが過剰につくられて、その新生内膜によって血管内腔が狭くなってしまいます。それを**新生内膜の過剰増殖**と表現します。これが**ISRの原因**です。

そんなときには、まずはスコアリングバルーンで、新生内膜をぶった切ります。そして、内腔が得られて狭窄が解除されたら登場するのが、DCBです。

DCBは、**バルーンの表面に薬剤と放出基盤と呼ばれるものがコーティング**されています。薬剤には抗がん薬が使われています。抗がん薬はがん細胞を死滅させる効果があります。ステント内に増殖しているのも細胞組織なので、その細胞を同じように死滅させるのが狙いです。薬剤を塗ったバルーンを目的の病変にもっていき、バルーンを拡張させて、薬剤を塗り付けます。これによって新たな組織の過剰増殖を抑えるのです。

でも、抗がん薬をバルーンに塗っただけでは、血液によってすぐに洗い流されてしまいます。そのため、**放出基盤**と呼ばれるものが混ぜ込まれています。

放出基盤には造影剤でも使われる薬剤が使われます。造影剤のネチョネチョの粘稠度を利用して、すぐに洗い流されないように工夫されているのです。それでも、もともとバルーンに付いた薬剤の約16％しか血管壁に塗り付けることができず、組織に吸収されるのが約5.5％くらいだといわれています（2023年7月現在、ニプロ調べ）。

カテーテルに挿入されてからは、なるべく迅速に病変まで持っていき、すみやかに拡張部位を決めて拡張することが、薬剤をより多く組織に届けるポイントです。DCBを使うときには周りのスタッフも手技を途中で止めないように配慮する必要がありますね。

拡張は30秒以上する必要があります。長い時間拡張するため、患者さんの症状やバイタルの変動に注意が必要です。DCBの効果を十分に発揮するためにも、なるべく30秒以上拡張できるようにサポートしましょう。

DCBの登場により、非生体物である**STENT（ステント）を留置しない治療**に期待されています。動脈硬化を削り取る治療などをした後に、DCBを塗布して終えることにより、異物を入れずに治療を完了することができるのです。これは、治療後の内服薬の減量などが期待でき、患者さんにとってメリットの大きい治療になるかもしれません。

9 パーフュージョンバルーンはどんなバルーン？

✓ 命を救う救世主として仕事をするパーフュージョンバルーン

　経皮的冠動脈インターベンション（PCI）で用いられる**パーフュージョンバルーン（perfusion balloon）**は、時には患者さんの命を救う救世主として仕事をします。普通のバルーン（風船）では、バルーンを膨らませると冠動脈の血流は遮断され、心筋に血液が流れない状況になります。そのため、心電図は心筋虚血を示すSTが変化することもあるし、何よりも患者さんから「胸が痛い」といった症状などの訴えが出てくることがあります。バルーンを膨らませる時間が長ければ長いほど、その症状は強くなり持続します。

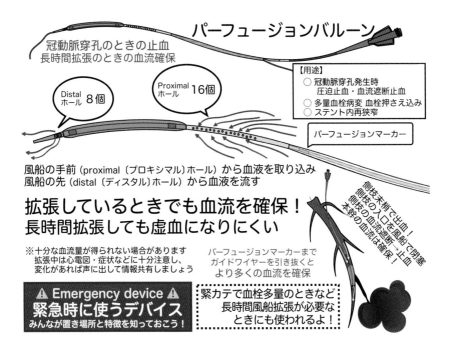

パーフュージョンバルーン

冠動脈穿孔のときの止血
長時間拡張のときの血流確保

Distal ホール 8個

Proximal ホール 16個

【用途】
○ 冠動脈穿孔発生時
　圧迫止血・血流遮断止血
○ 多量血栓病変 血栓押さえ込み
○ ステント内再狭窄

パーフュージョンマーカー

風船の手前（proximal〔プロキシマル〕ホール）から血液を取り込み
風船の先（distal〔ディスタル〕ホール）から血液を流す

拡張しているときでも血流を確保！
長時間拡張しても虚血になりにくい

※十分な血流量が得られない場合があります
　拡張中は心電図・症状などに十分注意し、
　変化があれば声に出して情報共有しましょう

パーフュージョンマーカーまで
ガイドワイヤーを引き抜くと
より多くの血流を確保

側枝末梢で出血！
側枝の入口を風船で閉塞
側枝の血流遮断→止血
本幹の血流は確保！

⚠ Emergency device ⚠
緊急時に使うデバイス
みんなが置き場所と特徴を知っておこう！

緊カテで血栓多量のときなど
長時間風船拡張が必要な
ときにも使われるよ！

通常、多くの場合、バルーンの拡張時間は15～30秒程度のようです。病変を拡張する目的なら、これぐらいの時間を数回すれば内腔拡大を得られることが多いかと思います。

　しかし、バルーンの拡張は内腔拡大が目的ではないこともあります。PCIでは予期しない出来事が起こることがあります。ワイヤパーフォレーションが起こったとき（参照〈第3章6 経皮的冠動脈インターベンション（PCI）のバルーンが病変を拡張するとき〉p.101～102）の対処方法として、パーフュージョンバルーンを用いる方法もあります。

☑ パーフュージョンバルーンの特徴

　パーフュージョンバルーンには、バルーンの手前（体外側）に16個、バルーン先端側（冠動脈末梢側）には8個の穴が開けられているものがあります。この穴を通じて血液が流れる構造になっています。これにより**バルーンを膨らませても末梢に血液が流れるようになり、心筋虚血の低減を期待することができます**。血流が確保できることで、長時間のバルーン拡張が可能になるわけです。

　冠動脈穿孔のほか、急性心筋梗塞のときに冠動脈内に多量の血栓がある場合は、血栓を押さえ込みます。ステント内再狭窄のときに新たにステントを留置したくないときなどは、長時間のバルーン拡張が功を奏することがあるため、パーフュージョンバルーンが使用されることもあります。

　パーフュージョンバルーンは末梢に血液を流すことはできますが、通常どおりの血流が得られるわけではありません。心筋虚血はじわじわと進む場合があるので、心電図変化や患者さんの症状の変化にはいつもどおり十分に注意しなくてはなりません。

　ガイドワイヤーを通じてパーフュージョンバルーンは目的の場所まで運ばれていきますが、拡張した後にガイドワイヤーをパーフュージョンマーカーまで引き抜くと、より多くの血流を得ることができます。

パーフュージョンバルーンは、緊急的に使用されるものです。普段物品出しをしていない人も、デバイスのことはお任せっていう人も、「このデバイスはどこにあるのか？」「このデバイスはどんなサイズがあるのか？」「このデバイスはどんなものなのか？」だけでも知っておくようにしましょう！

10 バルーン治療のときの私たちの目線①：症状と心電図変化に気をつけよう

☑️ バルーン（風船）治療のときの私たちの目線

バルーン（風船）治療のとき、私たちはどのようなところを見ていたらよいのでしょうか？ **バルーン治療のときの私たちの目線**は次のとおりです。まずは、症状と心電図変化について、説明します。

> ①症状
> ②心電図変化
> ③その他のバイタルサイン
> ④冠動脈造影透視・撮影画像

風船を膨らませたときの私たちの行動①②❸❹ 前編

①症状確認
②心電図確認

❸その他の
バイタルサイン
❹冠動脈造影透視・撮影画像

① 症状確認

・2回目の風船拡張
・30秒以上の拡張
・心電図が変化し始めたとき
・苦痛そうな表情をしているとき

胸が痛くなるかもしれませんよ

何か症状は出てませんか

すぐに楽になりますよ

② 心電図確認

1) T波の増高

2) ST低下

3) ST上昇

109

✅ 症状

拡張前の声かけ

　まずはバルーンを膨らませる前に、患者さんに「胸が痛いとかの症状が現れるかもしれません。何かあったら教えてくださいね」と**声かけ**をしておきます。突然症状が現れたら患者さんはビックリしますので、不安がらない程度にあらかじめ伝えておくことが大切ですね。

症状確認は拡張してちょっとしてから

　バルーンを膨らませ始めてちょっと経ってから症状を確認しましょう。ちょっとってどれくらいか？ バルーンの拡張によって血流が遮断されて、**心筋が虚血（心筋に血液が滞っている状況）**になったときに症状は現れ始めます。

　バルーンを膨らませてすぐに「胸は痛くないですか？」と患者さんに聞きに行くシーンを目にしますが、冠動脈の血流を遮断しただけでは症状が現れることは少ないように思いますので、"ちょっと経った"ときに症状を聞きに行くようにしましょう。

　目安は**2回目のバルーン拡張**や**30秒以上の拡張**をしているとき、また**心電図が変化し始めたとき**です。もちろん患者さんが苦痛のある表情をしているときには、症状を聞きに行くようにしましょう。

どんな症状？

　日ごろ患者さんが感じている症状を確認します。例えば、左肩が凝るというような症状を日ごろから感じている場合は、「同じ症状かどうか？」といったことを確認します。もちろん誘導尋問にはならないように、感じていることをうまく引き出します。

　普段感じている症状と似た症状であれば、今拡張している部分が普段の痛みの原因であることが推測されます。ただし経験的に、痛みの強さの度合いは普段とは異なることが多い印象があります。

✅ 心電図変化

　経皮的冠動脈インターベンション（PCI）でバルーン（風船）を拡張すると、冠動脈の血流が遮断されます。それによって心筋が虚血になってしまい、次第に心電図が変化していきます。そのとき、心電図は次の順で変化していきます。

> T波が増高　▶　ST低下　▶　ST上昇

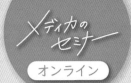

**最新のラインナップは
セミナーTOPページへ!**
https://store.medica.co.jp/

🔍 #キーワードで検索できます

見て理解＆即実践！いつでも・どこでも・何度でも！

視聴期間：受講証メール受信日より30日間

NEW

心臓の解剖生理とこれが読めたら大丈夫！ 心電図16波形

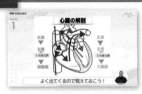

心電図の初心者やニガテ意識がある方必聴。
各不整脈で何が起こっているのかが理解できる！

| 収録時間　約80分 | スライド資料　74ページ |

受講料：スライド資料ダウンロード 6,000円（税込）
講師　辻井 正人

\#モニター心電図

NEW

なるほど！わかる！！心肺蘇生の時間

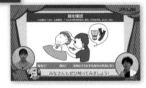

【寸劇⇒講義⇒質問コーナー⇒まとめ】で
テンポよくサクッと楽しく学べる！

| 収録時間　約50分 | スライド資料　37ページ |

受講料：3,000円（税込）
講師　三谷 雄己／ゆきえ／鳥ボーイ

\#心肺蘇生

人工呼吸管理の適応・設定・患者評価

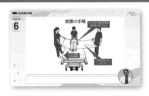

酸素療法とデバイスの基本を、症例も交え
やさしく解説！身近な「なぜ？」を解決できる！

| 収録時間　約130分 | スライド資料　76ページ |

受講料：スライド資料ダウンロード 6,000円（税込）
講師　則末 泰博

\#人工呼吸管理

すべての
医療従事者を
応援します

ＭＣ メディカ出版

※2024年5月現在の情報です

救急・ICUナースのためのこの症例、この検査値をどう考える？

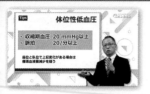

検査値に注目が必要な症例を通して、
知っておいてほしいことを中心に解説します！

収録時間 約150分 　 スライド資料 44ページ

受講料：スライド資料ダウンロード 6,000円（税込）

講師 　大下 慎一郎

#救急検査値

よくわかる！ 急性期NPPV

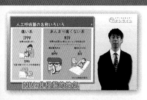

NPPVマスクを知り尽くした講師ならではの、導入の
ポイントやつまづきやすいところを具体的に解説！

収録時間 約140分 　 スライド資料 44ページ

受講料：スライド資料ダウンロード 6,000円（税込）

講師 　石橋 一馬

#NPPV

消化器術前術後のアセスメント講座

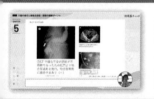

臓器別に術前術後の"みかた"のポイントを解説。
術後合併症の予防・早期発見に自信がつく！

収録時間 約50分 　 スライド資料 86ページ

受講料：3,000円（税込）

講師 　斉田 芳久

#消化器術前術後

心臓カテーテル看護の自信、高めます！

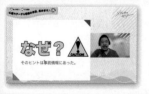

必要な事前情報、チームで情報共有する工夫などを
豊富な事例で講師の実践知とともに解説！

収録時間 約160分 　 スライド資料 99ページ

受講料：3,000円（税込）

講師 　中村 康雄／野崎 暢仁

#心カテ自信

※2024年5月現在の情報です

なぜ短時間で情報収集ができるのか?

理由 その1

知りたいことを**2**ステップで簡単に検索できるから

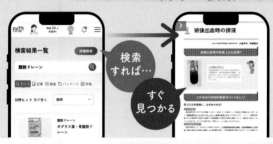

検索
すれば…

すぐ
見つかる

FitNs.ユーザーの**70%以上**の人が
調べもの学習の時間が
10分の1以下になったと実感!

※FitNs.利用者における自社調べ(2022.5実施)

10分の1
以下

理由 その2

**見つけた情報が
確実でわかりやすいから**

記事はすべて専門誌に掲載済みで、
図解やイラストも豊富!

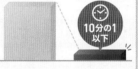

まずは
無料プランで
お試し!

**短時間の動画、
オーディオブックも
随時更新中!**

FitNs. で効率的にサクッと情報収集!
フィットナス

看護系専門誌**19**誌の
記事と動画に
いつでもアクセス!

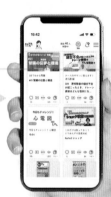

PERINATAL CARE　　BRAIN NURSING　　OPE NURSING　　with NEO

HEART nursing　　EmerLog　　INFECTION CONTROL　　透析ケア

消化器ナーシング　　Uro-Lo　　整形外科看護　　眼科ケア

みんなの呼吸器 Respica　　糖尿病ケア　　Nursing BUSINESS　　リハビリナース

NutritionCare　　産業保健と看護　　YORi-SOU がんナーシング　　動画も1,000本以上

所属領域 も 領域外 も、

気になることは一気に検索するだけ。

あなたの「いますぐ知りたい!」に応えます!

\まずは/
無料体験!
ID登録ですぐに読める

MC 株式会社 メディカ出版　　〒532-8588
大阪市淀川区宮原3-4-30 ニッセイ新大阪ビル16F

「ST上がってきたら教えて」って言われてST上昇を必死に探していたら、ほかの人に「ST上がっているよ！」と先を越されちゃうことってありますよね。心電図変化の過程を知っていれば、誰よりも先に心電図変化をコールすることができます

 T波が増高したことに気づけば、その後すぐにSTが上昇してくるはずです。T波が増高してきたときに「心電図変化してきてます！」って誰よりも先にコールすることができますよ。

MEMO

11 バルーン治療のときの私たちの目線②：血圧、冠動脈造影透視・撮影画像

☑ バルーン（風船）治療のときの私たちの目線

バルーン治療のときの私たちの目線として、血圧、および冠動脈造影透視・撮影画像について、説明します。

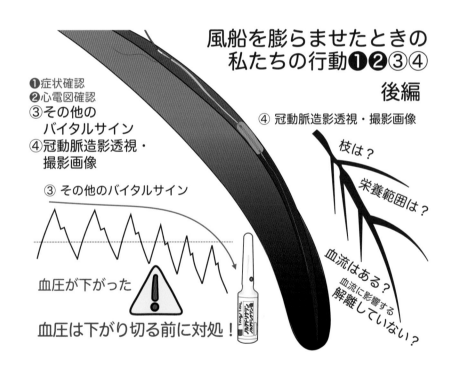

風船を膨らませたときの私たちの行動❶❷③④

後編

❶症状確認
❷心電図確認
③その他のバイタルサイン
④冠動脈造影透視・撮影画像

④ 冠動脈造影透視・撮影画像

③ その他のバイタルサイン

枝は？
栄養範囲は？
血流はある？
血流に影響する
解離していない？

血圧が下がった

血圧は下がり切る前に対処！

☑ 血圧（その他のバイタルサイン）

経皮的冠動脈インターベンション（PCI）中のバイタルサインといえば心電図に集中しがちですが、最も大切なのはやっぱり**血圧**です。**血圧の変動は**

心筋虚血によって起こりえます。心筋虚血の始まりは多くの場合、心電図の変化から起こるので、心電図を監視しておくことで血圧の変動の予測を立てることができます。

　PCIでは、冠動脈の狭窄を拡張させ、「血管がきれいになった！」と満足できるのですが、「じゃあ、今まで細くしていた動脈硬化はどこにいったの？」という疑問が出てくるかもしれません。

　動脈硬化は少なからず、末梢の枝や細かい血管に流れ、詰まってしまっていることが推測されます。これによって一時的かもしれませんが、**急性心筋梗塞状態に陥っている**んですよね。

　ということは、心筋の動きは悪くなっている状態なので、心臓の本来の仕事である血液の駆出への影響が考えられ、それによって血圧の変動が起こりえます。バルーンを膨らませているときだけでなく、バルーンを膨らませ終わった後でも影響が出る可能性があるのです。

　血圧が下がることによって冠動脈の血流が落ちるので、心筋にダメージを受けている状況では、さらに血圧を下げてしまう要因になってしまいます。

　モニタリングをしっかりして、少しの変化でも見逃さず、血圧が下がり始めたら早めにコールし、**昇圧薬**の準備をしておきましょう。

☑️冠動脈造影透視・撮影画像

　透視画像は、ついついオペレーターのものと思いがちですが、私たちにとってもとても重要な情報です。透視画像では次のことに注意しておきましょう！

【拡張させる場所①】
　　バルーンを拡張させた血管より先の栄養範囲
　　　⇒栄養範囲が大きければ大きいほど何かが起こる！
　　　⇒心電図を含むバイタルサイン、症状の確認を強化する！

【拡張させる場所②】
　　バルーンを拡張させる場所に枝がない？
　　　⇒大きな枝がある場合には、心電図変化の起こる場所が追加される。
　　　　例：前下行枝（V_2〜V_4）治療の場合
　　　　大きな対角枝がある場合（＋Ⅰ誘導・aVL誘導）
　　　⇒冠動脈のカタチに合わせて、私たちの視点を変える！

【拡張後①】

血流があるかどうか?

⇒バルーン(風船)を拡張した後に血流がなくなる場合があります。

⇒心電図変化や症状が持続する場合があります。

また血圧が下がったりすることがあります。

心室期外収縮(premature ventricular contraction；PVC)や心室頻拍(ventricular tachycardia；VT)／心室細動(ventricular fibrillation；VF)などの重症不整脈が出現することがあります。

【拡張後②】

血管が解離している場合がある。

⇒急いでステントを入れないといけない場合があります。

⇒心電図変化や症状が新たに出現したり、持続したりする場合があります。

また血圧が下がったりすることがあります。

PVCやVT/VFなどの重症不整脈が出現することがあります。

 バルーン治療のときに見るべき目線はたくさんあります。同時にすべてを見ることは難しいかもしれませんが、落ち着いて効率よく見ていくことが大切ですね。些細な変化を見逃さないことがプロの仕事になるのだと思います。

MEMO

第4章

心カテ中のポイントが
身につくはなし

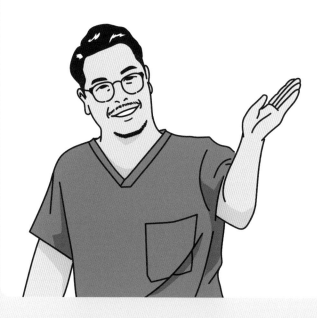

1 穿刺部位を選択するときの観察ポイントは？

☑ 心臓カテーテル検査・治療の穿刺部位

　心カテの患者管理で気をつけたいのは、「これだけを見ていればよい！」ということがないことです。心カテは患者さんにさまざまな侵襲を与える検査・治療です。検査・治療が進んでいくにつれて、私たちが気をつけないといけないポイントが変わっていきます。その時々のシチュエーションで何に注目するべきかについて、心カテの流れに沿ってお話ししていきます。

　心臓カテーテル検査・治療の穿刺部位は、**手首の橈骨動脈**（radial artery〔ラディアル・アーテリー〕）、**肘の上腕動脈**（brachial artery〔ブラキアル・アーテリー〕）、**鼠径部の大腿動脈**（femoral artery〔フェモラル・アーテリー〕）、そして**親指付け根の遠位橈骨動脈**（distal radial artery〔ディスタル・ラディアル・アーテリー〕）です。

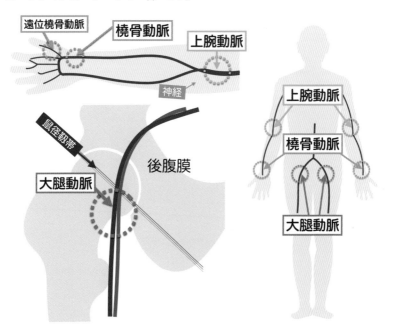

☑ ほとんどの場合で橈骨動脈が選択される

　最近では、**ほとんどの症例で穿刺は橈骨動脈から行われている**ようです。
では、どのようにして穿刺部位が選択されるのでしょうか？

穿刺部位のメリット・デメリットと各施設の選択の割合

穿刺部位	メリット	デメリット	CAGのみ	PCI	緊急カテ
橈骨 動脈 radial artery	・侵襲度が低い ・カテ後すぐに 　歩行が可能	・血管が細い ・攣縮（スパスム） 　が多い	97 %	89 %	61 %
上腕 動脈 brachial artery	・比較的侵襲度が低い ・血管が太い ・カテ後すぐに 　歩行が可能	・近くに神経 →神経障害の可能性	2 %	2 %	6 %
大腿 動脈 femoral artery	・緊急時に迅速な 　救命対応ができる 　（PCPS /IABP） ・安定した手技 ・血管が太い	・ベッド上 　安静時間が長い ・穿刺部位によって 　止血が困難な場合あり	2 %	9 %	33 %

西日本コメディカルカテーテルミーティング（WCCM）調べ（2016年）

　冠動脈造影のみの場合、ほとんどは橈骨動脈から問題なく行うことができます。橈骨動脈で行った場合、手首の圧迫のみで済むので、患者さんの術後の負担が少ないのが最大のメリットです。しかし、**血管が細く、挿入できるシースの太さが限られます**。また、穿刺の刺激によって、**スパスム**という血管が痙攣してしまう現象（攣縮）が比較的多く起こります。スパスムが起これば、シースを挿入することができません。挿入できたとしても強い疼痛を感じます。

　橈骨動脈は血管がもともと細いために、シースの挿入などによって血管に傷をつけ、術後に血管閉塞を来す可能性があります。もしも閉塞してしまったときのために、橈骨動脈からの穿刺の前に**アレンテスト**を行います。

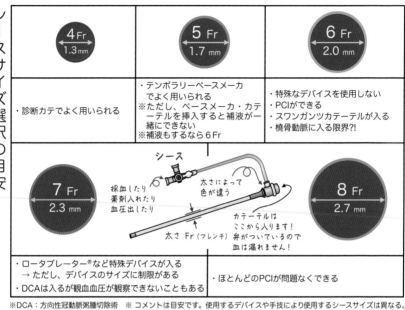

シースサイズ選択の目安

4 Fr 1.3 mm	5 Fr 1.7 mm	6 Fr 2.0 mm
・診断カテでよく用いられる	・テンポラリーペースメーカでよく用いられる ※ただし、ペースメーカ・カテーテルを挿入すると補液が一緒にできない ※補液もするなら6Fr	・特殊なデバイスを使用しない ・PCIができる ・スワンガンツカテーテルが入る ・橈骨動脈に入る限界?!

シース

採血したり 薬剤入れたり 血圧出したり

太さによって色が違う

太さ Fr（フレンチ）

カテーテルはここから入ります！弁がついているので血は漏れません！

7 Fr 2.3 mm	8 Fr 2.7 mm
・ロータブレーター®など特殊デバイスが入る → ただし、デバイスのサイズに制限がある ・DCAは入るが観血血圧が観察できないこともある	・ほとんどのPCIが問題なくできる

※DCA：方向性冠動脈粥腫切除術　※ コメントは目安です。使用するデバイスや手技により使用するシースサイズは異なる。

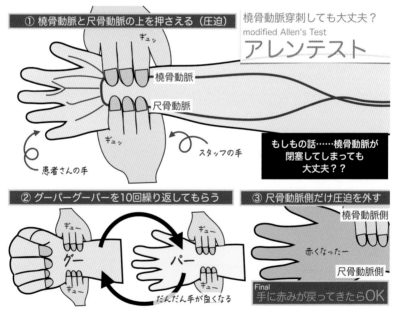

橈骨動脈穿刺しても大丈夫？
modified Allen's Test
アレンテスト

① 橈骨動脈と尺骨動脈の上を押さえる（圧迫）

ギュッ

橈骨動脈

尺骨動脈

ギュッ

スタッフの手

患者さんの手

もしもの話……橈骨動脈が閉塞してしまっても大丈夫？？

② グーパーグーパーを10回繰り返してもらう

ギュー

グー

キュー

ギュー

パー

キュー

だんだん手が白くなる

③ 尺骨動脈側だけ圧迫を外す

橈骨動脈側

赤くなったー

尺骨動脈側

Final 手に赤みが戻ってきたらOK

アレンテスト：①手首の両側（橈骨動脈と尺骨動脈の上）を圧迫します。②患者さんに「グーパー、グーパー」を10回繰り返してもらいます。次第に手のひらは白くなっていきます。③尺骨動脈側（小指側）の圧迫を離します。手のひらの赤みが10秒以内に戻ってきたら、「アレンテスト陽性（OK）」になります。

橈骨動脈と尺骨動脈は手のひらでループしているため、手のひらは通常、両方の動脈によって栄養されています。アレンテストが陽性であれば、もし術後に橈骨動脈が閉塞していても、尺骨動脈によって栄養されることが確認できます。アレンテストが陰性の場合は、何らかの原因によって尺骨動脈では手のひらを栄養することができないということになるので、橈骨動脈の穿刺は控えたほうがよいということになるのです。

☑ 上腕動脈から穿刺することは少ない

　各施設の穿刺部位を見てみると、**上腕動脈**から穿刺しているところは少ないようです。これは、上腕動脈の近くには大きな神経が走っており、穿刺によって神経を傷つけたり、術後の圧迫によって神経にダメージを与えてしまうことが考えられ、穿刺部位としてあまり選択されないことが多いようです。

　アレンテスト陰性や橈骨動脈のスパスム発生時、狭窄・閉塞しているときなどに上腕動脈が使われるケースが多い印象です。

☑ 緊急カテーテルで大腿動脈が選択されることもある

　冠動脈造影（coronary angiography；CAG）のみや通常の経皮的冠動脈形成術（PCI）の場合は、大腿動脈から穿刺されることは少ないようですが、**緊急カテーテルの場合は大腿動脈から行われることが少し増える**ようです。

　大腿動脈は太く、挿入できるシースなどに制限がないというのがメリットです。そのため**経皮的心肺補助（percutaneous cardiopulmonary support；PCPS）や大動脈内バルーンパンピング（intra aortic balloon pumping；IABP）は、大腿動脈からの挿入が第一選択肢**[1]になります。

　万一、PCI中に何かあったとき、すぐにPCPSやIABPを挿入できるように、大腿動脈からPCIが行われることがあります。必要になればそのシースをPCPS/IABPの管に変更することができます。

　ちなみに、施設によっては緊急カテーテルだからこそ橈骨動脈から行うという考えもあるようです。大腿動脈はPCPS/IABPのときのためにあけておくという考えから橈骨動脈からPCIされるのですね。そのときは、鼠径部の消毒もあらかじめ済ませておいて、すぐに穿刺できるように準備しておくとよいですね。

☑ 遠位橈骨動脈では術後に制限される動きが少ない

　最近は、親指の付け根の**遠位橈骨動脈（ディスタル・ラディアル・アプローチ）**でされている施設もあるようです。患者さんにとっては**術後に制限される動きが少なく、圧迫もしっかりとできる**というメリットがあるようです。

看護のポイント

- ●橈骨動脈穿刺のときには、特に穿刺部痛の観察をしっかりと！
- ●上腕動脈穿刺のときには、神経損傷に気をつけよう！
  - ⇒指先、ビリっとしてませんか？
- ●穿刺がなかなか入らないと血腫ができてしまったりします。
  - ⇒特に穿刺部を変更したとき、もともとの穿刺部の観察は忘れないように！
  - ⇒特に特に、ヘパリンが入った後は要注意です！
- ●シースを入れる前に血管にガイドワイヤーを入れます。
  - ⇒ガイドワイヤーによって血管を損傷する可能性があります。
  - ⇒穿刺部だけでなく、その先の部分の観察や痛みがないかの確認も忘れずに。

引用・参考文献
1）日本循環器学会. 急性冠症候群ガイドライン（2018 年改訂版）. https://www.j-circ.
or.jp/cms/wp-content/uploads/2018/11/JCS2018_kimura.pdf（2023年7月閲覧）

2 キシロカイン®ショックと迷走神経反射で注意すべきことは？

☑ 局所麻酔時の注意点

何が起こっているのか？ それは患者さんが教えてくれます。患者さんから発せられるバイタルサイン、心電図・血圧・SpO_2、そして訴え・顔色・表情・発疹……などなど、患者さんを観察すると、今何が起こっているのかがわかります。ここでは、穿刺（局所麻酔）のタイミングで起こりうることについて、2つお話しします。

局所麻酔を行うときに注意すべき点は、次の2つです。

- キシロカイン®ショック
- 迷走神経反射

☑ キシロカイン®ショック（アナフィラキシーショック）では早期発見が重要

主な症状

キシロカイン®ショックとは、薬剤によるアレルギー性の反応のことです。キシロカイン®（リドカイン）は日常的に使われ、非常に使用頻度の高い麻酔薬です。皆さんも経験的に、キシロカイン®ショックの発生は非常に稀で、比較的安全性の高い薬剤と感じているのではないでしょうか。

症状は、発疹や掻痒感（かゆみ）が起こり、頻脈・血圧低下が認められ、場合によっては咽頭浮腫による気道閉塞や、最悪の場合は心停止に至ることもあります。いわゆる**アナフィラキシーショック**の状態です。

キシロカイン®投与後2分程度で初期症状である皮膚反応が起こることが多く、10分を超えたあたりから、さらに重症症状を認めることが多いといわれています。そのため、**より早期に発見することがとても重要**です。

主な対処

対処としては、まずはショックに対して**アドレナリンの投与、ステロイド**
の投与、点滴によるウォッシュアウトを迅速に行います。また、この後に起
こりうる重症化に対応するため、**バッグバルブマスクをはじめ救急処置物品**
の準備をしておくこと、そして血圧低下などに備えて**昇圧薬**の準備をするこ
とが重要です。

キシロカイン®ショックと思われていた症状が、実はリドカインそのもの
が原因ではなく、バイアル（瓶）に入っている防腐剤などの**添加物が原因**と
なっていることもあるのではないかといわれています。最近では防腐剤の入っ
ていないバイアルもありますが、ポリアンプの製品もあるので、これを使う
と防腐剤の影響は防げますね。

穿刺のタイミングで起こりうること

	キシロカイン®ショック	迷走神経反射 ワゴった！
	アナフィラキシーショック	vaso vagal reaction（VVR（ワゴトニー））
タイミング	キシロカイン®投与後2分程度	穿刺の直後
主な症状	発疹・掻痒感	意識消失・嘔気
バイタルサイン	頻脈・血圧低下	徐脈・血圧低下
対処	アドレナリン	アトロピン

アナフィラキシーか？
ワゴトニーか？

☑ 迷走神経反射

主な症状

心臓カテーテル検査・治療に挑むとき、多くの患者さんはとても**緊張**して
います。また、**局所麻酔の痛み**が出る場合もあります。これにより**迷走神経**

反射（vaso vagal reaction；VVR（ワゴトニー、通称「ワゴッた」））が起こる場合があります。

　迷走神経反射は、極度の緊張・強い痛みによって副交感神経が活発になり症状を引き起こします。副交感神経が活発になるので、**急激に心拍数が落ちます**（参照〈第1章1 心臓の役割〉p.8〜9）。それに伴い**血圧も低下**し、脳血流が低下するため、**顔面蒼白・意識消失**が起こる場合があります。また、迷走神経は腹部に多く存在するため、**嘔気**などの症状も伴います。症状の発症は穿刺直後に起こることが多いです。

主な対処

　対処としては、まずは心拍数を上げることが先決です。**アトロピンの投与**を急ぎます。ただし、アトロピン投与の際には今一度モニターを確認し、依然として**徐脈が続いていることを必ず確認してから投与する**ことが重要です。

　アトロピン投与後は正常心拍を超えて頻脈になり、それによりさらに嘔気症状などを引き起こす場合があります。迷走神経反射は数分で症状が改善することが多いため、心拍数が戻ってからのアトロピン投与は頻脈にさせてしまうだけになるので、必ずモニターを確認してから投与しましょう。

　何よりも極度に緊張している患者さんや痛みの強い患者さんの場合は、特に近くに寄り添い、**バイタルサインに注意**しましょう。

 穿刺のタイミングでは、キシロカイン®ショックと迷走神経反射が起こります。両者は同じようなタイミングで起こりますが、対処は異なります。このときこそ患者観察をしているスタッフには、アセスメント力が問われます。両者の違いを知っておくことで、重症化する前に先手先手で対処することができます。ポイントは心拍数。「頻脈か？徐脈か？」で、見極められることが多いです。

MEMO

3 異様に血栓が形成されたら、ヘパリン起因性血小板減少症を疑おう

☑ 抗凝固薬（ヘパリン）を使って血栓をつくらない

　シース挿入後に入れる抗凝固薬について、お話ししていきます。心臓カテーテル検査・治療はシースの挿入から始まり、さまざまなデバイス（物品）を血管内に挿入していきます。血液は異物と接触することによって固まって**血栓**をつくるため、**抗凝固薬（ヘパリン）**を使用します。投与量は施設や施行医によって異なりますが、当院は診断カテの場合は2,000～3,000単位、治療の場合は体重×100単位を投与していることが多いです。

　また、**活性化凝固時間（activated clotting time；ACT）を200～250秒程度で管理する**ことが多いと思います。抗凝固薬の追加投与の検討や、この後起こるかもしれない出血性合併症に備えて、**1時間ごとにACTを確認しておく**ことが大切です。

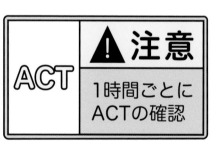

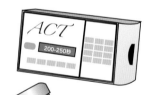

→ 抗凝固薬の追加投与
→ 出血性合併症に備えて

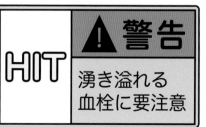

→ ヘパリン入り生理食塩液を使用している物品はすみやかに使用中止
→ 抗凝固薬を代替薬に変更

ごくまれに、ヘパリンを投与しているにもかかわらず、どこからともなく血栓が形成され、やがて湧くように血栓ができあがっていくことがあります。そのような場合は、ヘパリンによる副作用の**ヘパリン起因性血小板減少症**（heparin-induced thrombocytopenia；HIT）が強く疑われます。

　HITはヘパリンを投与してから数日後に血小板減少が認められ、その半数くらいが異常な血栓の形成を認めるといわれています。過去に投与したヘパリンによってHIT抗体をもった人が、再び投与されることによって24時間以内に急激に発症することもあり、心カテ中に血栓形成を認めることもあります。

☑ 異様な血栓形成では、ヘパリン起因性血小板減少症（HIT）を疑う

　ここで、私が経験したもっとも印象に残っている症例を紹介します。冠動脈バイパス術（coronary artery bypass grafting；CABG）中に、突然冠動脈内に血栓ができて完全閉塞になったことがありました。吸引カテで血栓吸引しても、またすぐに血栓ができてきたのです。カテーテル内にも血栓ができたようで観血血圧が表示されなくなり、カテ内の血栓を取り除いてカテーテルから逆血するとモコモコと血栓が溢れ出していくというような症例でした。**異様に血栓が形成されたら、HITを疑いましょう。**

👉 HITかな？ って思ったら

- 手技は一時中断します。
  バイタルサインの変化（冠動脈内で血栓が形成される可能性あり）、ST-T変化などの虚血性変化に注意して、確認します。
- 脳梗塞症状を確認します。
  「発語に問題ないか？」「手足は動くか？」などを確認します（脳動脈に血栓が飛んでいる可能性もあります）。
- ヘパリン入りの生理食塩液が使われているバットや造影ラインなど、すべての使用を停止します。
  体内に入っているデバイスを確認します（カテーテル内などに血栓が残っている場合があります）。また、観血血圧などを観察し、カテーテルに血栓が詰まっていないかどうかも確認します。
- 新たなカテーテルセットを準備して、洗浄・フラッシュ用の水には、

ヘパリンの入っていないものを準備します。

　その後の代替えの抗凝固薬には、アルガトロバンを使用することが多いです。

　HITは頻繁に経験するものではないので、いざというときにどうしたらよいかわからないことも考えられます。だからこそ、そのようなときにどうするのかについてあらかじめスタッフ間で取り決めをしておきましょう。

もし心カテ中に合併症が起こったら、患者さんの安全のためにチーム全体でリカバリーしなくてはなりません。心カテで起こる合併症は、とにかく急いで対処しなくてはならないことがほとんどです。そんなときに「チームの一員として自分に何ができるのか？」「今どういうことが起こりうるのか」をわかっていることが重要です。また、カテ後の患者さんをみるスタッフとして「心カテ室で何が起こったのか」をわかっていれば、ほかのスタッフとの観察ポイントの共有や迅速な処置につながります。

4 カテーテル挿入後の チェックポイント

☑ カテーテルの挿入は枝をかき分け、かき分け

　カテーテルは、**ガイドワイヤー**（太さ0.035インチ）をシースに入れて、ガイドワイヤーを先行させながら冠動脈の入口まで挿入していきます。その先には、険しい（?!）道のりが待っています。

　橈骨動脈からカテーテルを挿入していくことが多いと思いますが、上腕の血管にはところどころに枝が存在します。施行医は、その枝に入らないように、慎重にガイドワイヤーを操作しながらカテーテルを進めていきます。もしこの枝にガイドワイヤーが迷入した状態で押し込んでしまうと、**血管穿孔**を起こす可能性があります。

✅ カテーテル挿入時のチェックポイント

心臓カテーテル検査・治療に携わる心カテスタッフのチェックポイントは、次のとおりです。

①ガイドワイヤーがスムーズに進んでいくことを確認しましょう。

②X線透視像を見ていて、血管枝にガイドワイヤーが入って血管を突き破った可能性があるとき。

・グイッと入ったガイドワイヤーがピタッと止まったような動きをしたとき。

・上腕付近でカテーテル挿入に難渋している（時間がかかっている）とき。

⇒声をかけましょう（「腕が痛くないですか？」）。

⇒腕を触って腫れがないかを確認しましょう（ガイドワイヤーが止まったところ付近を確認）。

③血管穿孔を疑うときには、造影剤を入れて血管造影をします。また、造影によって血管穿孔が認められたときは止血します。

⇒出血している部分を透視で確認します。

・腕を外から握り圧迫止血を行います。

・止血バンドを使って圧迫止血を行います。

④術者の状況的判断により、以下のいずれかの対応になります。

⇒カテーテルを中止します。

⇒抗凝固薬（ヘパリン）の中和（プロタミン）を行います。

⇒穿刺部位を変更する。

⇒反対側または下肢へ穿刺部位を変更する。

⑤カテーテルを続行する場合には、カテーテル中に圧迫止血部位の確認をしましょう（※抗凝固薬が効いている状態です）。

また、圧迫止血部位がドレープに隠れた状態であるため、慎重に観察しましょう！

⇒腫れが大きくなっていないか？

⇒痺れなどが出ていないか？（神経圧迫による神経障害の防止）

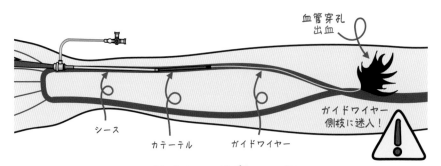

血管穿孔
出血

ガイドワイヤー
側枝に迷入！

シース

カテーテル

ガイドワイヤー

カテ挿入時は血管穿孔に注意

早期発見!!
早期処置!!

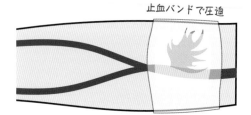

止血バンドで圧迫

神経圧迫によって
後遺症が残る場合あり

check!! 止血状況
check!! 腫れ
check!! 痺れ

カテーテルを入れるのは医師ですが、カテーテル検査をしているのは心カテ室スタッフの皆さんです。安全にカテーテル検査が行えるよう、さまざまな視点から検査・治療を支えましょう！

第4章 心カテ中のポイントが身につくはなし

5 カテーテルが冠動脈に挿入されるときに注意したいこと

☑ 心臓カテーテルを冠動脈に挿入するときの注意点

　心臓カテーテルが冠動脈に挿入される際は5つのことに注意しましょう！カテが冠動脈の入口に来たときには次の5つのことが起こりえます。

●心室期外収縮（PVC）からの心室細動（VF）：ガイドワイヤー（カテーテル）の左心室迷入

- 冠動脈側枝へのカテーテル迷入
- カテーテルによる冠動脈解離
- カテーテルによる冠動脈血流の遮断に伴う心筋虚血
- 造影剤アレルギー

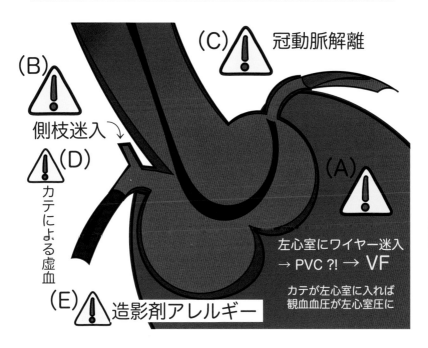

これらのことが起きたとき、それによってどうなるのか？ 何が変化するのか？ それは事前に予知できるのか？ そんなお話をしていきます。

（A）心室期外収縮（PVC）からの心室細動（VF）：ガイドワイヤー（カテーテル）の左心室迷入

　左心室内の心筋をガイドワイヤー・カテーテルで突くことにより発生する心室期外収縮（PVC）、そしてカテ先の血圧（観血血圧）が出ている場合は、血圧が左心室圧のようになっていないかを確認します。

　PVCが発生しても大丈夫なことが多いのですが、特に緊急カテーテルなどのように心筋にダメージがある場合は、そのPVCがきっかけとなって心室細動（ventricular fibrillation；VF）を誘発してしまうことがあります。PVCが出た場合、圧が左心室圧になっている場合は、術者と周りのスタッフに教えてあげましょう！

（B）冠動脈側枝へのカテーテル迷入

　特に右冠動脈のときは要注意です。右冠動脈の入口付近に**円錐枝（conus branch：コーヌスブランチ）**っていうのがあります。カテーテルを挿入したときに、たまたまこのコーヌスブランチにカテーテルが入ってしまった場合、**VFが起こることがあるのです。**これは円錐枝が右室流出路っていうところ付近を養っている血管だからといわれています。右室流出路付近にはVFになるスイッチみたいなものが存在しているので、コーヌスブランチの入口をカテーテルで塞ぐことによって右室流出路付近に血液が流れなくなり、虚血となってVFのスイッチを押してしまうっていうことなんですね。

（C）カテーテルによる冠動脈解離

　カテーテルは血管にとって硬い異物です。**カテーテルが冠動脈の入口を傷つけてしまう**可能性があります。小さな傷であれば修復される可能性もありますが、ときに**血管の上から下まで一気に解離していく（裂けていく）**可能性があります。そうなれば血流が滞り、心筋虚血になり、胸部症状とともに心電図変化、はたまた血行動態の破綻に至ることがあります。

（D）カテーテルによる冠動脈血流の遮断に伴う心筋虚血

　冠動脈の入口に動脈硬化があって狭窄している場合に、カテーテルを挿入すると、**カテーテルの太さによって血流が遮断され、心筋虚血が起こる**可能性があります。胸部症状とともに、心電図変化に要注意です。

（E）造影剤アレルギー

　造影剤アレルギーは、造影剤の投与量に比例するものではありません。**ごく少量の造影剤でもアレルギーが発生することがあります。**カテーテル挿入時に、冠動脈にカテーテルが入っているかについて少量の造影剤を注入して確認します。このときからアレルギーの発生リスクがありますので、患者さんに痒みなどの症状や、首や脇などに発赤がないかなど、観察しましょう。

　これまでの経緯で薬剤によるアレルギーを起こした既往のある患者さんは、特に注意して観察していきましょう。私自身が経験したもっとも重症だったアレルギー症状では、一瞬で起こった喉頭浮腫を鮮明に記憶しています。それからというもの、アレルギーの確認は必ずドレープをめくって患者さんの首を重点的に確認したり、またSpO_2の低下を確認するようにしています。

☑ カテーテルが冠動脈の入口に近づいたときのチェックポイント

　カテーテルが冠動脈の入口に近づいたら、次のことをチェックしましょう。

- モニターを観察する（A）（B）（C）（D）（E）
  ⇒不整脈の出現（PVC・VF）
  ⇒ST-Tの変化
  ⇒観血血圧動脈圧波形（左心室圧波形になっていないか）
  ⇒血圧低下（必要ならばNIBP測定）
  ⇒SpO_2
- 胸部症状を確認する（C）（D）
  ⇒胸痛の有無
- アレルギー様症状の確認（E）
  ⇒掻痒感・くしゃみ・欠伸
  ⇒発赤（首・脇など）
  ⇒喉頭浮腫

　カテ中は、漠然と観察していては大切なサインを見逃す危険があります。今、手技は何をしているのか？ それによって何が起こるのか？ を考えそれに対して何を見ておくべきか？ 何を準備しておくべきか？ を予測すると、効率よく、万一のときにはスピーディに対処ができるようになります。

カテが入ったときのチェックポイント

（A）PVCからのVF（左心室迷入）／（B）冠動脈側枝へのカテーテル迷入
（C）冠動脈解離／（D）心筋虚血／（E）造影剤アレルギー

注目ポイント	何のために？	現象
モニター観察	（A）（B）（C）（D）	不整脈の出現（PVC・VF）
	（B）（C）（D）	ST-Tの変化
	（A）（B）（C）	観血血圧 動脈圧波形 （左心室圧波形？ なまってない？）
	（E）	血圧低下（必要ならばNIBP測定）
	（E）	SpO_2低下
胸部症状の確認	（C）（D）	胸痛の有無
アレルギー様症状の確認 （身体観察）	（E）	掻痒感・くしゃみ・欠伸 発赤（首・脇など） 喉頭浮腫

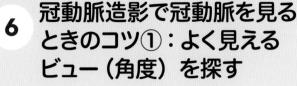

6 冠動脈造影で冠動脈を見る
ときのコツ①：よく見える
ビュー（角度）を探す

☑ 冠動脈造影（CAG）で必要な共通認識

　冠動脈造影（coronary angiography；CAG）を見る視点というのはさまざまかと思います。ここでは、基本的に見ておいたほうがよい視点、なぜ狭窄に対して治療するのか？　なぜ狭窄があるのに治療しないのか？　など、すべての心臓カテーテル室のスタッフの共通認識として見ておいたほうがよいようなことに関してお話ししていこうと思います。

☑ よく見えるビュー（角度）を探せ！

　冠動脈造影は、患者さんの胸の周りをグルグルとCアームを動かし撮影していきます。では、全部の冠動脈がいちばん見やすいビュー（角度）はどれか？　残念ながらそんなものはありません。冠動脈の場所によって見やすい角度と見にくい角度があります。ぜーんぶが見やすいビューなんてありません。
　でも、ざっくりと全体像が見えるビューがあるので、まずは以下で説明する3つのビューを基本として、しっかり見ていくとよいでしょう。

冠動脈の解剖に自信のない人は、〈参照〈第1章5〜7 冠動脈には番号が付けられている〉p.16〜22）を読み返してください！

右冠動脈：PA CRA（ピー・エー クラニアル）

・右冠動脈が大きく見えます。　・特に末梢がよく観察できます。

右冠動脈

まずはこの方向に
慣れよう！

正面　あたま方向

PA CRA

ピー・エー（またはAP）　クラニアル（クラニオ）
Cranial

または **LAO CRA**
※ PA か LAOどちらかを
撮影することが多い

#1・2付近を
詳しく見たければ
『LAO』

この部分を
詳しく見たければ
『RAO』

末梢が
しっかり見える

患者さんの
おでこ方向

見えるようになるコツ
CAG 冠動脈造影

前下行枝：LAO CRA（エル・エー・オー クラニアル）

・前下行枝が正面に見えます。　・対角枝がよく見えます。

左冠動脈 前下行枝

まずはこの方向に
慣れよう！

左　あたま方向

LAO CRA

エル・エー・オー　クラニアル（クラニオ）
Cranial

または **PA CRA**

前下行枝が真正面

回旋枝の末梢は
真っすぐ見える

対角枝がよく見える

患者さんのあたま
モニター側の方向

見えるようになるコツ
CAG 冠動脈造影

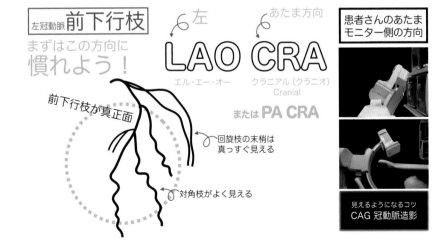

回旋枝：RAO CAU（アール・エー・オー カウダール）

- ・回旋枝が正面に見えます。
- ・左冠動脈主幹部（left main trunk；LMT）からの前下行枝と回旋枝の分かれ目がしっかり見えます。

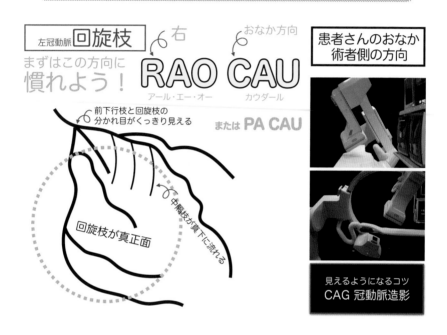

患者さんのおなか
術者側の方向

見えるようになるコツ
CAG 冠動脈造影

☑ プラスα（マニアック）のお話

右冠動脈

- ● #2に病変があるときは「RAO PA」。
- ● カテーテルを入れるときは「LAO」。
- ● ワイヤーを末梢まで入れるときは「PA CRA」。

左冠動脈

- ● LMTをよく観察するときは「LAO CAU（通称：「スパイダービュー」）」。
  - ・画面の向こう側を走行しているため、病変の長さを見るときには短く見えるので要注意。
  - ・PCIでもFFRでも、ワイヤーの入れ始めは「RAO CAU」（CAU方向のいずれか）。

⇒前下行枝と回旋枝の分かれ目がわかる。

⇒前下行枝と回旋枝のどちらにワイヤーが入ったかがわかる。

- ●前下行枝＃6（中枢側）の病変は「RAO CAU」。
  - ・病変が真横に見える。

    ⇒方向性冠動脈粥腫切除術（directional coronary atherectomy；DCA）のときよく用いられる。
  - ・「RAO CAU」は前下行枝・中隔枝が真下へ走行しているのが正面に見える。
  - ・「LAO CRA」は前下行枝・対角枝が大きく見える。
  - ・「PA CRA」は前下行枝・対角枝と中隔枝が両サイドに見える。
  - ・「RAO CRA」は前下行枝・中隔枝が大きく見える。

 冠動脈のカタチは人によってそれぞれのため、見える角度は変わってきます。上記は一般的なものですので、患者さんに合わせて角度を見極めることが大切です。

MEMO

7 冠動脈造影で冠動脈を見るときのコツ②：3本の冠動脈、大きさの違いは？

☑ 3本の冠動脈、どれが大きくてどれが小さい？

3本の冠動脈の大きさは人それぞれ。右冠動脈が大きい人もいれば左冠動脈回旋枝が大きい人もいます。ラグビーボールの形をした心臓を360°ぐるりと一周余すところなく、すべての心筋をいずれかの冠動脈が養います（参照〈第1章4 心臓には血管が張り巡らされている〉p.13〜15）。「**どの血管が大きくて、どの血管が小さいのか？」ということは、とても重要なこと**なんです。

皆さんは「ここに狭窄があるのになぜ経皮的冠動脈インターベンション（PCI）をしないんだろう？」とか、「この狭窄はあっちより大したことないのに、なぜこっちの狭窄でPCIをするんだろう？」なんて思ったことありませんか？ それは冠動脈の大きさ（栄養範囲）が関係していることが多いんです。

では、具体的にはどのようなシチュエーションが考えられるのでしょうか？

☑ 冠動脈と回旋枝の場合

右冠動脈の末梢側と回旋枝の末梢側は、心臓の下側である「下壁」を栄養します。実際に下壁と呼ばれる一部分は、右冠動脈が栄養している場合もあれば、回旋枝が栄養している場合もあります。これは、それぞれの**冠動脈の大きさ**によって異なります。

例えば、右冠動脈と回旋枝にそれぞれ同じような狭窄があったとします。右冠動脈が小さく回旋枝が大きい場合、下壁まで末梢が伸びているのは回旋枝になります。それぞれにある狭窄は、回旋枝にある狭窄のほうが影響力は大きいといえます。そのため、PCIは回旋枝から行うということになります。**どちらからPCIするかはその大きさによって変わる**のです。

これは私たちの仕事にも大きくかかわってきます。心カテスタッフにとってバイタルサインのモニタリングはとても重要な仕事の一つです。バイタル

サインモニターには心電図変化や血圧の変動などが表示されます。PCI中にバイタルサインが変動するかどうか？ これは今PCIを行っている冠動脈の栄養範囲にもかかわってきます。

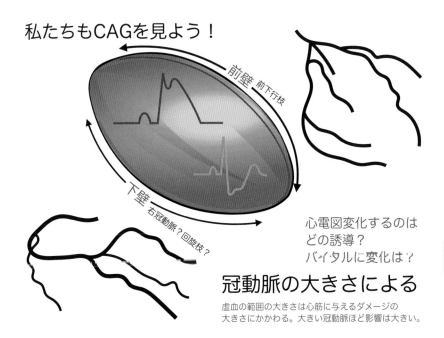

私たちもCAGを見よう！

前壁 前下行枝

下壁 右冠動脈？回旋枝？

心電図変化するのはどの誘導？
バイタルに変化は？

冠動脈の大きさによる

虚血の範囲の大きさは心筋に与えるダメージの大きさにかかわる。大きい冠動脈ほど影響は大きい。

　右冠動脈、回旋枝のどちらが大きいかという問題で考えると、右冠動脈が閉塞して虚血になると心電図はⅡ・Ⅲ・aVF誘導が変化するってよくいいますよね（参照〈第2章13 ST上昇型心筋梗塞（STEMI）の12誘導心電図を読んでみよう〉p.52〜55）。でも、回旋枝が大きくて下壁を回旋枝が栄養していれば、その部をPCIの風船によって閉塞させると、心電図Ⅱ・Ⅲ・aVF誘導でSTが下がったり上がったりするのです。**PCIの前に右冠動脈と回旋枝のどちらが大きいかをCAGで確認しておかなくてはなりません**ね。

☑ 前下行枝の場合

　もう一つ。前下行枝のPCIの際には、心電図変化などが比較的起きやすいです。これはもともと前下行枝の栄養範囲が大きいことから影響も大きいのですが、前下行枝の中枢側（根元）を治療するのか末梢側を治療しているのかによって変わってきます。中枢側を風船で膨らませると虚血になる範囲は

広くなるので、心電図変化が起こりやすくなり、場合によっては血圧低下などを起こすような虚血が起こることがあります。モニタリングにはさらに注目しなくてはなりませんね。

　これも、前下行枝が大きいのか？　小さいのか？　前下行枝から出ている側枝が大きいのか？　小さいのか？　また、大きな側枝の手前（中枢側〔proximal〕）なのか？　奥（末梢側〔distal〕）なのか？　……など、いろいろな要因によって変わってきます。やっぱりPCIの前には、CAGをよく確認しておかなくてはなりませんね。

 モニタリングするときも、冠動脈の大きさっていうのは大切なんです。皆さんもあらためてCAGをじっくり見てみましょう！　いろんな冠動脈があるよ!!

MEMO

....

....

....

....

....

....

....

....

....

....

....

....

....

....

....

....

....

....

....

8 冠動脈造影で冠動脈を見るときのコツ③：狭窄の度合いはどれくらい？

☑ 冠動脈の狭窄を数値的に評価できるAHA分類

ここでは、**冠動脈狭窄の度合い**について考えていきましょう。動脈硬化によって細くなった冠動脈の狭窄がどのくらいなのか？ 皆がわかりやすいように数値的に評価するものが米国心臓協会（American Heart Association；AHA）による**「AHA分類」（狭窄度評価）**[1] です。心臓カテーテル室の申し送りでよく聞く、「○番○○％」っていうやつですね。AHA分類の○○％の数字はある程度決まっています。

・0％：狭窄なし
・25％：25％以下の狭窄
・50％：25％超～50％以下
・75％：50％超～75％以下
・90％：75％超～90％以下
・99％：90％超～99％以下
・100％：完全閉塞

といった具合です。

☑ AHA分類（狭窄度評価）は冠動脈造影で判断する

この**AHA分類（狭窄度評価）**は冠動脈造影をして、その病変の映り具合によって術者が判断するものです。

このなかで通常の待機症例に関しては、75％以上の狭窄と判断されたなかで次のいずれかが認められた場合は**PCI治療の対象**になります。

①機能的評価法（fractional flow reserve；FFR）などで心筋虚血が証明された場合

②90％以上の狭窄

③その他の医学的に必要性が認められる病変（複数医師によるカンファレンスなどにより医学的な必要性を検討すること）

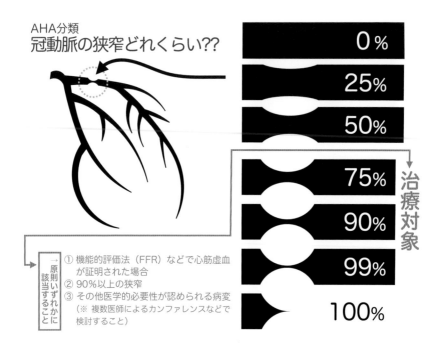

AHA分類
冠動脈の狭窄どれくらい??

0％
25％
50％
75％
90％　治療対象
99％
100％

→原則いずれかに該当すること
① 機能的評価法（FFR）などで心筋虚血が証明された場合
② 90％以上の狭窄
③ その他医学的必要性が認められる病変（※ 複数医師によるカンファレンスなどで検討すること）

☑99％以上の狭窄の場合は、TIMI分類を用いる

　99％以上の狭窄の場合には、さらに**血流の流れ具合**を判断する必要があります。それを**TIMI分類**（thrombolysis in myocardial infarction trial）[2]

① 冠動脈の血流評価（TIMI分類）	
Grade 0	完全に閉塞していて、通常の血流方向（順行性）の血流を認めない
Grade 1	明らかに血流がゆっくり（造影遅延）であり、末梢まで造影されない
Grade 2	造影遅延を認めるが、末梢まで造影される
Grade 3	末梢まで正常に造影される

（文献2より作成）

といいます。詳しくは、表のとおりです。完全に閉塞していて血流がないものを Grade 0（グレードゼロ）とし、Grade 1・Grade 2は造影上血流がゆっくりに見えるもの、Grade 3が末梢まで正常に造影されることを評価します。

✅完全閉塞している場合は、Rentrop分類を用いる

そして、冠動脈が完全閉塞している場合、その部分を栄養している心筋の助け舟となる側副血行路の活躍ぶりをグレードで評価する**Rentrop分類**[3] があります。

Grade 0は側副血行路がない、Grade 1・Grade 2は助ける本幹が造影されるが……、Grade 3は側副血行路が本幹まで届いていて、造影上十分な血流を認めた場合を指します。

② 側副血行路（collateral（コラテラール））評価	
Grade 0	側副血行路はない
Grade 1	かろうじて、ある程度本幹が造影される
Grade 2	部分的に本幹が造影される
Grade 3	本幹が十分に造影される

（文献3より作成）

✅冠動脈造影の細いところを確認するポイント

冠動脈造影で細いところを見つけたら、次のことを確認しましょう。

- どれくらい細いのかを評価しましょう。
【アドバイス】先生に結果を聞く前に、自分で○番○○%とかを評価してから先生の評価を聞いて当てっこしていくと、だんだん狭窄が見えてくるようになります。冠動脈解剖の勉強にもなりますしね。
- 99％以上のすごく細い狭窄の場合には、血流の流れ具合の評価をしましょう。
【アドバイス】PCIの施行中、血流の流れ具合を評価することはものすごく大切です。治療中に末梢にプラークなどが飛んでしまった場合、血流の流れ具合が悪くなることがあります。日ごろから冠動脈血流の流れ具合もしっかり評価しておくと、PCIのときに役立ちますよ！

狭窄の度合いについてお話ししました。冠動脈造影を見るときや心カテ室からの申し送りを受ける際に意識してみてくださいね！

引用・参考文献

1）Austen WG, et al. A reporting system on patients evaluated for coronary artery disease. Report of the Ad Hoc Committee for Grading of Coronary Artery Disease, Council on Cardiovascular Surgery, American Heart Association. Circulation. 51(4), 1975. https://www.ahajournals.org/doi/pdf/10.1161/01.CIR.51.4.5（2023年7月閲覧）

2）日本循環器学会．急性冠症候群ガイドライン（2018年改訂版）．https://www.j-circ.or.jp/cms/wp-content/uploads/2018/11/JCS2018_kimura.pdf（2023年7月閲覧）

3）Rentrop KP, et al. Changes in collateral channel filling immediately after controlled coronary artery occlusion by an angioplasty balloon in human subjects. J Am Coll Cardiol. 5(3), 1985, 587-92.

M E M O

9 糖尿病・透析患者の冠動脈、痙攣する冠動脈を見てみよう

☑ 糖尿病患者の冠動脈は全体的に細いことが多い

　動脈硬化のリスクファクターには、高血圧や脂質異常症・喫煙歴などがありますが、糖尿病もその一つです。糖尿病患者の冠動脈の特徴は、**全体的に細いことが多い**のです。多くの冠動脈の太さは4〜5mmくらいから始まり、末梢でも2〜2.5mmくらいはありますが、糖尿病患者の冠動脈を造影してみると、末梢は1mmあるかなと思うくらい細くなってしまっています。

糖尿病患者の冠動脈

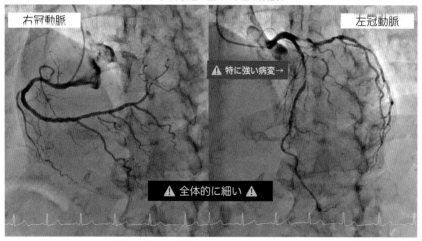

石灰化の強い病変がいくつも認められる

　動脈硬化の病変がいくつもあるため血流が乏しくなり、血管が痩せ細ってしまっているのかもしれません。そして、その病変は透視でもわかるくらい石灰化が見えていることが多いのです。

　血管径が細いと、非常に治療がやりづらくなります。細いところにはステントは入れにくいし、拡げにくいため、成績が悪くなります。ステントをな

るべく入れなくてもよいように、風船で拡げようとしても動脈硬化の石灰化がキツかったら拡がらないのです。

 まずは冠動脈の上流側（近位側（proximal））から治療して血流を十分に流した後、数カ月後にフォローアップの造影を行うと末梢血管が太くなっていることがあります。

☑ 透析患者の冠動脈は石灰化で動脈硬化が起こっている

透析患者の冠動脈CTを撮像すると白く輝くものが多く認められます。これは冠動脈の動脈硬化が石灰化した部分で、ミネラル（リン・カルシウム）の代謝バランスが崩れやすいことが原因になります。

血管内を血管内エコー法（intravascular ultrasound；IVUS）で覗いてみると、白く光る石灰化が360°全周性についていることが多いです。こうなると**石灰化により血管が硬くなっているため、風船では拡がらない場合もあります**。それどころか、石灰化が強すぎて風船などの治療デバイス（道具）が通過できないこともあります。

 そこで登場するのがロータブレーター®（ボストン・サイエンティフィック ジャパン）です。ロータブレーター®で、ダイアモンドチップがついたドリルで石灰化を削り取る治療をすることができます。

☑ 痙攣する冠動脈では動脈硬化が進行しやすい

安静時狭心症っていうものがありますね。早朝、就寝中に胸が痛くなることが特徴の狭心症です。冠動脈が攣縮（血管が痙攣すること）することによって冠動脈の血流が悪くなり、一時的に心筋虚血が起こり、胸痛が出ます。安静時狭心症を確定診断するために、冠動脈造影が行われます。ただの冠動脈造影ではありません。冠攣縮誘発試験っていうのをします。

一般的に、冠動脈造影で心筋虚血を起こすような動脈硬化がないというのが、造影の診断材料の一つになりますが、冠動脈を詳しく見てみると**攣縮が起こっている部分は動脈硬化が進行しやすい**ことがわかっています。攣縮が血管にダメージを与えることによって、動脈硬化が進行しやすくなるのかなって思います。

ただ、**普段起こっている胸痛発作がその動脈硬化によるものではなく、冠動脈の攣縮によるものだと診断するのが冠攣縮誘発試験**ってことになります。

 冠動脈って人によってさまざま。一人ひとり顔が違うように、冠動脈もまったく同じカタチはありません。この患者さんはどんな冠動脈かな？って思いながら見てみるのも、勉強になるかもしれません。

第5章

機器の特徴が
身につくはなし

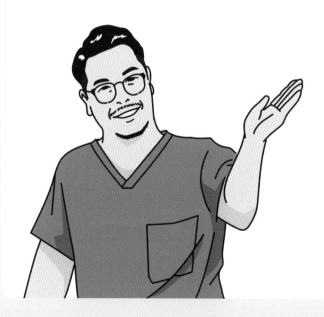

1 冠動脈攣縮試験で使われる薬剤は？

✓ 冠動脈攣縮試験とは

　冠動脈攣縮試験は、安静時狭心症の確定診断のために行います。冠動脈に攣縮（≒痙攣）を誘発する薬を投与して攣縮するかどうかを観察します。使用されるのは、次のような薬剤です。

【アセチルコリン】
- **一般名**：注射用アセチルコリン塩化物
- **主な薬剤**：オビソート®注射用0.1g
  - ・血管内皮からNO（窒素）を放出させて血管を拡張させつつ、強力な血管平滑筋収縮作用により冠攣縮を誘発させる。
  - ・高感度かつ高特異度で冠攣縮を誘発できる。
  - ・半減期は極めて短い。

【エルゴノビン】
- **一般名**：メチルエルゴメトリン
  - ・セロトニン受容体とα受容体を刺激する強力な血管平滑筋収縮作用により、冠攣縮を誘発させる。

これに注意！：冠攣縮の活動性が高い場合や多枝にわたり冠攣縮が誘発される場合には、高度・広範囲に心筋虚血が起こったり、攣縮が長時間起こったりすることがあります。血圧低下、心原性ショック、心室細動（ventricular fibrillation；VF）、心停止など危険な状態が起こりえます。
検査前に確認！：除細動器、バッグバルブマスク、救命処置具、救急薬剤など。

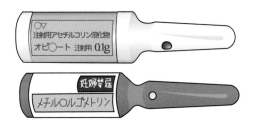

2 冠動脈攣縮試験の流れを押さえておこう

冠動脈攣縮試験の進め方

冠動脈攣縮試験の検査は、次のように進められます。

【アセチルコリンの場合】

①冠動脈コントロール造影の実施

・硝酸薬（ニトログリセリン〔ニトロ〕など）を投与せず冠動脈造影を行い、有意な狭窄が冠動脈にないことを確認する。

②テンポラリーペーシングの挿入

・アセチルコリンを投与（特に右冠動脈）すると徐脈になる（たいてい20～30秒）。そのため、テンポラリーペースメーカは必須です。

③薬剤準備と投与

・生理食塩液は、37℃程度に温めておく（薬剤が冷たいとそれに反応して血管攣縮を起こす場合も……）。

・アセチルコリンを5mLで以下の投与濃度になるように、生理食塩液で調製する。

〈投与濃度〉 左冠動脈 20・50・100μg、右冠動脈 20・50μg

〈投与方法〉 ・5mLの薬剤を20秒かけて各冠動脈に投与する。
　　　　　　　まずは低濃度（20μg）を左冠動脈から100μgまで、次に右冠動脈20μg→50μg。

・注入開始1分後に造影する。

・心電図変化、症状などが出現したら造影する。

・各投与の間隔は5分間とする。

※アセチルコリンは、発作頻度が高い症例や活動性が高いと考えられる症例では、低濃度の量でも攣縮が誘発されることが多いです。10μgから投与を始める場合もあるので、毎回施行医に濃度をしっかり確認しましょう。

④硝酸薬の投与

それぞれの冠動脈に冠攣縮解除のための硝酸薬（ニトロなど）を投与し、冠動脈造影をする。

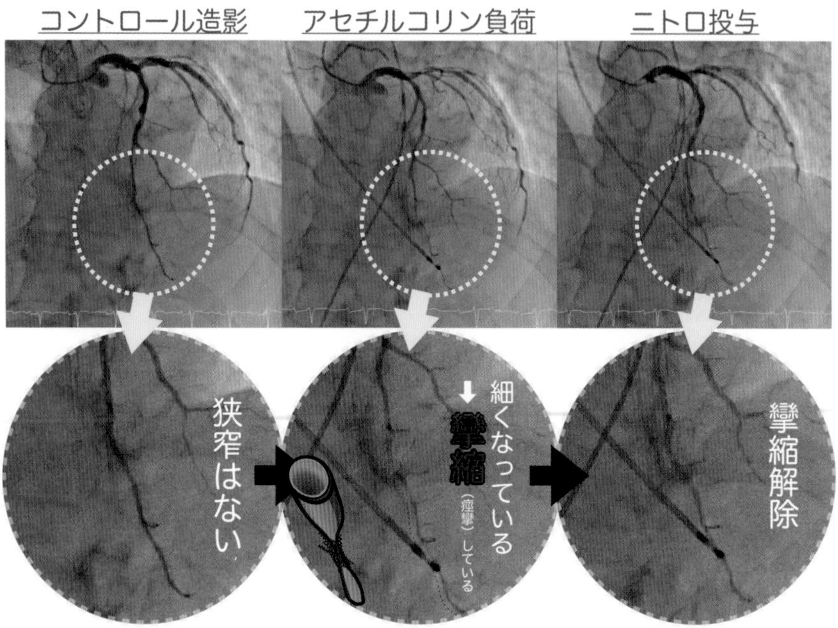

コントロール造影　　アセチルコリン負荷　　ニトロ投与

狭窄はない

細くなっている
↓
攣縮
（痙攣）している

攣縮解除

【エルゴノビンの場合】

①冠動脈コントロール造影の実施

・硝酸薬（ニトロなど）を投与せず冠動脈造影を行い、有意な狭窄が冠動脈にないことを確認する。

②薬剤準備と投与

・投与濃度：左冠動脈 20〜60μg、右冠動脈 20〜60μg

※投与量は決められたものがなく、施設によって異なる。

〈投与方法〉　・2〜5分間かけて左冠動脈に投与する。

・投与終了後1〜2分後に造影する。

・心電図変化、症状などが出現したら造影する。

⇒冠攣縮が認められない場合には5分後に右冠動脈に移る。

③硝酸薬の投与

エルゴノビンは、アセチルコリンとは違い、冠攣縮が自然寛解する可能性は低い。そのため、硝酸薬の投与は必須となる。

⇒それぞれの冠動脈に硝酸薬（ニトロなど）を投与し、冠動脈造影をする。

ここでのはなしは、『冠攣縮性狭心症の診断と治療に関するガイドライン(2013年改訂版)』[1]を参照しています。実際の手技の流れは各施設・症例によって異なる場合がありますので、必ず事前にガイドラインなどを確認してください。

引用・参考文献
1) 日本循環器学会. 冠攣縮性狭心症の診断と治療に関するガイドライン (2013年改訂版). https://www.j-circ.or.jp/cms/wp-content/uploads/2020/02/JCS2013_ogawah_h.pdf (2023年7月閲覧)

第5章 機器の特徴が身につくはなし

3 冠攣縮狭心症かどうかを評価するときのポイント

☑ 冠攣縮の定義と観察ポイント

定義

　冠攣縮は、「心筋虚血の徴候（狭心痛および虚血性心電図変化〔ST変化〕）を伴う冠動脈の一過性の完全または亜完全閉塞（＞90％狭窄）」[1]と定義されています。

観察ポイント

胸部症状

・薬剤投与後、胸部症状の有無
・普段感じる症状に似ているかどうか

心電図変化

　ST変化（どの誘導でどのように変化しているのか？）に気をつけます。薬剤投与中・投与直後の心電図変化は、薬剤投与によって血流が乏しくなっているために起こるものと考えられます。

　薬剤投与直後は特に心電図変化を注視し、しばらく経ってさらに心電図が変化したものを冠攣縮による変化として確認しましょう。

血圧

　薬剤投与により血圧低下を起こす場合があります。冠攣縮解除のため硝酸薬を投与すると、さらに血圧低下を起こすことが考えられます。

　観血血圧を常にモニタリングするとともに、観血血圧が造影剤や薬剤投与

のために表示されていないときには、**非観血血圧（non-invasive blood pressure；NIBP）**もタイミングを見計らって測定しましょう。

冠動脈造影

「冠攣縮が発生しているかどうか？」に気をつけます。「どこに冠攣縮が発生しているのか？」「硝酸薬投与後に冠攣縮が解除されているか？」などがポイントです。

また、左冠動脈主幹部（left main trunk；LMT）や右冠動脈入口部など、冠攣縮の発生している箇所が**冠動脈の中枢側になればなるほど、心室細動などの重症な合併症が起こる可能性が高くなります。**

冠動脈攣縮試験では心室細動などが起こる可能性があり、より緊張感をもって挑まなくてはなりません。また、心電図の判定や胸部症状の情報が診断のために非常に重要になります。スタッフが一丸となって適正な診断ができるよう取り組んでいきましょう。

MEMO

....
....
....
....
....
....
....
....
....
....
....
....
....
....
....
....
....
....
....
....
....

4 テンポラリーペースメーカ 植込みの流れ

☑ テンポラリーペースメーカが登場する4つの場面

テンポラリーペースメーカは、次のようにさまざまな場面で登場します。

- 救急などで洞不全症候群、高度房室ブロック、両脚ブロックの患者さんが来たとき。
- 急性冠症候群、特に右冠動脈が原因の下壁心筋梗塞で房室ブロックなどにより、徐脈になったとき。
- 冠攣縮誘発試験（特にアセチルコリン負荷）のとき。
- ロータブレーター®など、高速回転冠動脈アテレクトミーカテーテルにて治療するとき（特に右冠動脈の治療のとき）。

☑ テンポラリーペースメーカ植込みの流れ

静脈にシースを挿入して、そのシースからペーシングカテーテルを右心室に挿入します。

【準備するもの】

準備するものは、次のとおりです。

- ・シース
- ・ペーシングカテーテル
- ・テンポラリーペースメーカ本体
- ・中継ケーブル
以下、必要に応じて
- ・固定のための糸（絹糸など）
- ・固定のための針（当院は18G注射針）
- ・透明保護フィルムドレッシング

テンポラリーペースメーカに必要なもの

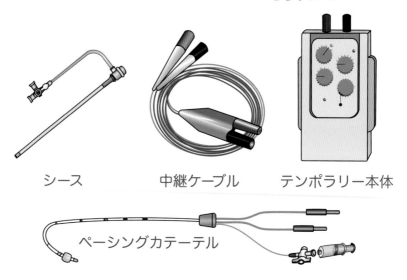

シース　　　　　中継ケーブル　　　テンポラリー本体

ペーシングカテーテル

静脈にシースを入れる

　多くの場合でペーシングカテーテルは5Frの太さであるため、シースは5Fr
で入ります（太さが異なるカテーテルもあるので事前に確認してください）。

　患者さんの状態が悪いとき、特に血圧が保てないようなときには、せっか
く静脈にシースを入れるので、そのシースから昇圧薬などの薬剤を注入する
場合があります。そのとき、シースが5Frでカテーテルも5Frだったらシー
スの内腔がキツキツになっているため、薬剤を注入することができません。
そんなときには、あえて太めのシース（6Fr）を入れておくのもよいかもし
れません。

　テンポラリーペースメーカを留置したまま病棟へ帰るときは、シースの中
にカテーテルを入れていると抜けやすくなるので、シースを抜いた状態でカ
テーテルのみを留置して固定する場合があります。

　そんなときには太めのシースを入れると、挿入部から出血してしまうこと
があるので、なるべくカテーテルと合ったサイズのシースにするほうがよい
でしょう。シースサイズについては術者と相談してください。

穿刺部位の選択

　穿刺部位はシチュエーションによってさまざまです。

- ●鼠径部：緊急カテーテルのときなどは、鼠径部から挿入することが多

い。
- ●**上腕肘**：アセチルコリン負荷試験のときなどは上腕肘から挿入することもある。
- ●**頸静脈**：病棟で長期間留置する場合には、頸静脈から挿入することが多い。

上腕肘と頸静脈(上大静脈挿入用)からの場合と、鼠径部(下大静脈挿入用)からの場合とでは、カテーテルの形状が異なります。間違って出さないように注意が必要ですね。

ペーシングカテーテル挿入

　ペーシングカテーテルの先端がシースから出れば、先端の風船を膨らませて、静脈の血流に乗せてペーシングカテーテルを進めていきます。

　注意すべき点は、**カテーテル先端が右心室に入ったら、ここからは心電図モニターから目を離してはいけません**。特に急性冠症候群のときには要注意です！心室の心筋をペーシングカテーテルが突いたら、心室期外収縮（premature ventricular contraction；PVC）が出ます。このPVCによって心室細動が誘発される可能性があるからです。急性冠症候群のときには高い頻度で心室細動になると考えておいてよいでしょう。

　PVCが出たら、なるべくPVC連発を防ぐ意味でも、心カテ室内の皆に「心室細動になるよ！」と伝える意味でも、「PVC出てます！」って皆で確認し合いましょう！

　夜中に「緊急テンポラリー！」と言って呼び出されることもありますね。テンポラリーは早ければ15分くらいで終わるので、結構油断して対応してしまうことも"あるある"かもしれません。

でも……、私には苦い経験が。緊急テンポラリーで心室細動になって、そこから心室細動が戻らず、経皮的心肺補助法(percutaneous cardiopulmonary support；PCPS)、つまり人工心肺装置の導入になった症例を経験しました。それ以来、私はテンポラリーも油断してはならないと思って対応しています。特に心機能の悪い患者さんのテンポラリーでは、まずはPVCの連発を防ぐことが大切です。

5 ペーシングカテーテルと テンポラリーペースメーカ との接続

☑ ペーシングカテーテルとテンポラリーペースメーカとの接続（A）

　病棟で心電図をモニタリングしているとき、テンポラリーペースメーカが入っているにもかかわらず徐脈になった！ そんな経験はありませんか？ その対処時に操作や確認が必要になることがあります。

　ペーシングカテーテルの先端の位置が落ち着いたところで、ペーシングカテーテルをテンポラリーペースメーカと接続します。そのときには、中継ケーブルが必要です。ペーシングカテーテルのdistal（ディスタル：「後ろ」という意味）が黒色（−）のコネクタ、proximal（プロキシマル：「先端」側とい

図解！テンポラリー ペースメーカ

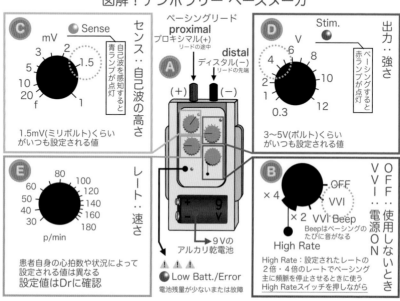

C Sense
mV
3 2 1.5
5   1
10
20
f

センス：自己波の高さ
自己波を感知すると青ランプが点灯

1.5mV（ミリボルト）くらいがいつも設定される値

A ペーシングリード
proximal
プロキシマル(+)
リードの途中
distal
ディスタル(−)
リードの先端
(+) (−)

D Stim.
V
6 8
4   10
2   12
1
0.3

出力：強さ
ペーシングすると赤ランプが点灯

3〜5V（ボルト）くらいがいつも設定される値

E
80
60   100
50   120
40   140
30   160
180
p/min

レート：速さ

患者自身の心拍数や状況によって設定される値は異なる
設定値はDrに確認

9 Vの
アルカリ乾電池
⚠ ⚠ ⚠
● Low Batt./Error
電池残量が少ないまたは故障

B
×4   OFF
VVI
×2 VVI Beep
Beepはペーシングのたびに音がなる
High Rate

VVI：電源ON
OFF：使用しないとき

High Rate：設定されたレートの2倍・4倍のレートでペーシング
主に頻脈を停止させるときに使う
High Rateスイッチを押しながら

う意味）を赤色（＋）に接続します。中継ケーブルのもう片方をテンポラリー本体のそれぞれ赤色・黒色に色を合わせて接続します。接続したら、**ちょっと線を引っ張って抜けないかどうかを確認してください！**

☑「閾値見てー！」って言われたら

　ペーシングカテーテルを挿入しても、ペーシングが効かなければ意味がありません。そこでペーシングのテストを行います。このとき、**声出しがとても重要です！** 術者に今何をしているのかを大きな声で伝えましょう。

「本体の設定を確認します」

　電源を入れたときにいきなりペーシングしないよう、必ず確認しましょう！

・出力最小（0.3Vなどいちばん低い数字）
・感度最大（f〈無限大〉または20mVなどいちばん高い数字）
・ペーシングレート最小（30p/minなどいちばん低い数字）

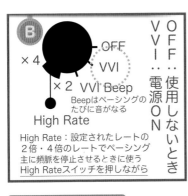

Ⓑ
×4　OFF
　　VVI
×2　VVI Beep
Beepはペーシングのたびに音がなる
High Rate
High Rate：設定されたレートの2倍・4倍のレートでペーシング主に頻脈を停止させるときに使うHigh Rateスイッチを押しながら

VVI…電源ON
OFF…使用しないとき

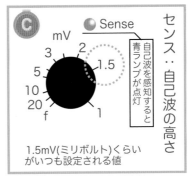

Ⓒ
●Sense
mV
3　　2
5　　　1.5
10
20　　1
f

自己波を感知すると青ランプが点灯

センス：自己波の高さ

1.5mV(ミリボルト)くらいがいつも設定される値

「電源を入れます」（B）

　ON＝VVI（多くの機種はVVIがONになります）

「感度を確認します」（C）

- ●見るところ
- ・Sense（感度）ライトの点灯
- ・心電図モニタ（QRS）
- ●すること
- ・操作するところ：Sence
　①患者さんの心拍に合わせてSenceのライトが点灯するかどうかを見る。
　②Senseを低い値から目盛りごとに上げていき、それぞれの数字ごとに

Senseライトが患者さんの心拍に合わせて点灯したら次の数字へ進める（例：1→1.5→2→2.5→3→4→5mV）。

⇒声出し「センス見ます！ 1mV!! 1.5mV!! 2mV!! ……5mV、オッケーです！」

③5mV以上の点灯が確認できたらOK。

④Senseを1.5mVくらいに設定。

　　※設定値はSenseランプが点灯確認できた値の1/3の値に設定する

　　（例：5mVであれば1.5mVでOK）

⇒声出し「5mVオッケーなんで、感度1.5mVに設定しておきます！」

〈NGの場合〉

・2mV以下くらいでSenceライトが点灯しなければNG。

⇒声出し「2mVで、センスできません！」

「閾値を確認します」（D）

●見るところ

・Stim.（Pace）ライトの点灯

・心電図モニター（QRS）

●やること

・操作するところ：Stim.（Pace（出力））とRate（レート）

①患者さんの心拍数を確認する。

②Rate（レート）を上げる。

　　目安：だいたい現在の患者さん

　　　　の心拍数より10〜20p/min高く設定する（例：患者さんの心拍数が50p/minならば70p/minとか）

⇒声出し「今レート50なんで、ペーシング70に設定します！」

③Stim（出力）を5Vに上げる。

⇒声出し「ペーシング入ります！ 5V！」

④心電図波形の形が変わりレートが設定された値（70p/min）になる。

⇒声出し「レート70！ ペーシング入りました！ 出力落とします！」

⑤心電図QRSと心拍数を見ながら、Stim.（出力）を1Vずつ下げる（例：5→4→3→2→1V）。

⇒声出し「4V!! 3V!! 2V!!……1V、オッケーです！」

⑥Stim.（出力）を3Vに上げる。

⇒声出し「閾値1Vオッケーなんで3Vに設定します！」

　　※設定値はペーシングが確認できた最小の値の3倍に設定する

　　（例：1Vであれば3VでOK）。

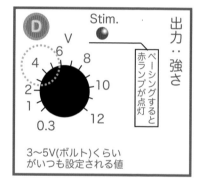

〈NGの場合〉

・2V以上でペーシングが確認できなかったらNG

　⇒声出し「２Vでペーシングできません！」

レートを設定する（E）

● 見るところ

・Rate（レート）ダイヤル

・心電図（QRS）

指定されたRate（レート）に設定
する

　⇒声出し「先生！ レートいくつに
　　設定しますか？」

　⇒声出し「レート50に設定しま
　　した！ 今、自己です！（今、
　　ペーシングです！）」

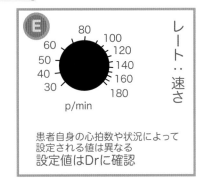

患者自身の心拍数や状況によって
設定される値は異なる
設定値はDrに確認

 これでテンポラリーペースメーカの準備が完了です！ この操作は間違いがあってはいけません。また、皆で確認するためにも必ず周りのスタッフに聞こえるように大きな声で伝えながら作業しましょう。

6 病棟で起こりうるテンポラリーペースメーカの合併症とは？

☑ 病棟で起こりうる合併症

　テンポラリーペースメーカを留置して病棟で管理する場合があります。このときの合併症を考えておきましょう！ 起こりうる合併症は次の４つです。

● 心筋穿孔

● カテーテルの脱落・位置が変わった

● 閾値が悪くなった

● 感染症

心筋穿孔

ペーシングカテーテルの先端によって**心筋に穴が開いてしまう（＝穿孔：パーフォレーション）可能性があります**。穿孔が起きないようにペーシングカテーテル先端の場所や心筋への当たり具合（カテーテルの押し込み具合）などを考えて留置されますが、当たっている部分が心筋梗塞の部位であったり、心筋が薄かったりすることも引き金となり、ペーシングカテーテルの当たる力によって**心筋穿孔**が起きてしまうことがあります。

- 患者さんの状態が悪くなった：心タンポナーデが起こっていることが予測される。
- ペーシングが乗らなくなった：出力を上げても乗らない。
  ⇒モニター心電図に注意する。
- 対処：まずは心エコー検査を行います。

カテーテルの脱落・位置が変わった

ペーシングカテーテルの挿入部（体外）はナート固定されていますが、ペーシングカテーテルの先端はしっかり固定されているわけではありません。ペーシングカテーテルを引っ張ったりすると、カテーテルは容易に抜けてしまいます。また、心臓の拍動によって位置がズレてしまうこともあります。

- ペーシングが乗らなくなった：出力を上げても乗らない
  ⇒モニター心電図に注意する。
- 対処：まずは胸部X線検査を行います。

閾値が悪くなった

ペーシングカテーテルの位置が変わっていなくても、心筋の状態の変化などによってペーシングが乗らなくなる場合もあります。出力を上げるか、ペーシングカテーテルの位置を変更する必要があります。

- ペーシングが乗らなくなった：モニター心電図に注意する。
- 対処：まずは出力を上げる。出力を上げても乗らなければ、ペーシングカテーテルの位置を変更する(心臓カテーテル室への移動も考慮する)。

感染症

長期間（おおよそ1週間）留置するペーシングカテーテルは、右頸部または鼠径部から挿入されます。挿入部はシース（5Frまたは6Fr）越しにペーシングカテーテルが入っているか、またはペーシングカテーテルそのものだけが挿入されています。

カテーテルの固定は**とても大事**

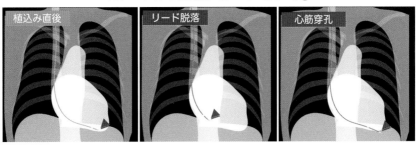

植込み直後　　リード脱落　　心筋穿孔

テンポラリーカテーテルの固定方法

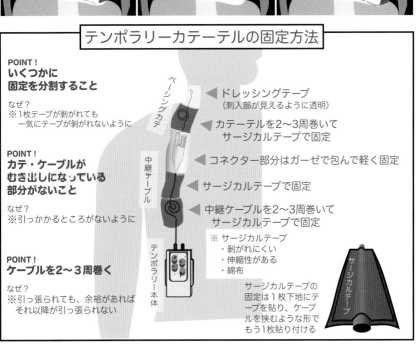

POINT！
いくつかに
固定を分割すること

なぜ？
※1枚テープが剥がれても
　一気にテープが剥がれないように

POINT！
カテ・ケーブルが
むき出しになっている
部分がないこと

なぜ？
※引っかかるところがないように

POINT！
ケーブルを2～3周巻く

なぜ？
※引っ張られても、余裕があれば
　それ以降が引っ張られない

ペーシングカテ

中継ケーブル

テンポラリー本体

◀ ドレッシングテープ
　（刺入部が見えるように透明）

◀ カテーテルを2～3周巻いて
　サージカルテープで固定

◀ コネクター部分はガーゼで包んで軽く固定

◀ サージカルテープで固定

◀ 中継ケーブルを2～3周巻いて
　サージカルテープで固定

※ サージカルテープ
　・剥がれにくい
　・伸縮性がある
　・綿布

サージカルテープの
固定は1枚下地にテー
プを貼り、ケーブ
ルを挟むような形で
もう1枚貼り付ける

サージカルテープ

通常ではドレッシングテープが上から貼られているかと思います。ドレッシングテープがしっかり貼られているかどうかしっかり確認してください。

パーマネントペースメーカ（**体内植込み型ペースメーカ**）の植込み術を控えているとき、テンポラリーペースメーカで感染を起こすと植込み術が行えなくなります。万一、感染に気づかないまま植込み術を行った場合、体内に留置されたペーシングリードやペースメーカ本体・創部などで感染が問題となり、再手術や最悪の場合では心臓弁（三尖弁）の置換術などを行わなければならないっていうことになりかねません。**テンポラリーペースメーカの感染防御は、とても大切です！ 死守してください！**

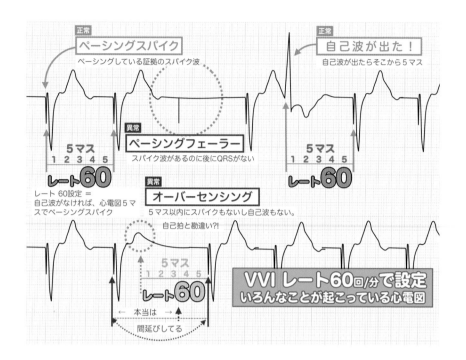

正常
ペーシングスパイク
ペーシングしている証拠のスパイク波

正常
自己波が出た！
自己波が出たらそこから5マス

異常
ペーシングフェーラー
スパイク波があるのに後にQRSがない

異常
オーバーセンシング
5マス以内にスパイクもないし自己波もない。

5マス
1 2 3 4 5
レート60

レート60設定＝
自己波がなければ、心電図5マスでペーシングスパイク

5マス
1 2 3 4 5
レート60

自己拍と勘違い?!

5マス
1 2 3 4 5
レート60

← 本当は →
間延びしてる

VVI レート60回/分で設定
いろんなことが起こっている心電図

☑ 患者さんへの5つの確認！

　ここまでお話ししてきたように、テンポラリーペーシングは病棟看護師さんによる管理がとても大切になります。ぜひ合併症を意識して、次の5つの確認をこまめにしてください！

> ● 「ペーシングされているか？」をモニターで確認する。
> ● 「固定のテープが剝がれていないか？」を確認する。
> ● 「挿入部を触っていないか？」「痒がっていないか？」を確認する。
> ● 「苦しそうでないか？」「血圧が下がってないか？」を確認する。
> ● 「感染防御できているか？」を確認する。

7 スワンガンツカテーテルでは フォレスター分類が必須

☑ フォレスター分類を知っておこう

　スワンガンツカテーテル（ここでは「ガンツ」って呼びます）のお話です。ガンツって最近めっきりやることが少なくなってきましたね。私がまだ若いころ（10年前？ 15年前？）は、緊急カテーテルごとにガンツをやっていました。ということは、ガンツで得られることってたいした情報じゃないのかなって思われるかもしれませんが、それは間違いです。

　いまでもガンツで得られる情報、特に重症患者の管理においてガンツで得られる情報はとても重要です。また、ガンツのデータがなくても、今の患者さんの状態を知るうえで、「こんな状態なのかな？」って想像することが大切です。ここでは、ガンツで得られるデータについて考えてみましょう。

　ガンツで得られたデータをグラフに当てはめて診療に使う「フォレスター分類」っていうものがあります。ガンツをやったときの一つの結論みたいなものです。**フォレスターの分類は、循環器系疾患の治療を行う際に、基本となる指標です。**今、どのような循環動態なのか？ それを知るためには、ガンツをして心係数と肺動脈楔入圧を出せばわかるんですね。

☑ フォレスター分類はⅠ群からⅣ群まである

　フォレスター分類はⅠ群（イチ群）からⅣ群（ヨン群）に分けられます。分けられるラインは縦軸が「心係数（cardiac index；CI〔シーアイ〕」というもので2.2、横軸が「肺動脈楔入圧（pulmonary capillary wedge pressure；PCWP〔ピー・シー・ウェッジ〕）」≒「左房圧」というもので、18を境界線としています。

　CIが2.2以上であれば正常で、2.2以下であれば心臓から血液が十分に拍出できていない（低心拍出）ことを示します。PCWPについては、18を境界値として、18以上であれば血液の循環が悪い（＝「うっ血している」）という状態です。こんなときに肺を見てみると、肺に水が溜まっている肺水腫の状態、いわゆる心不全の状態にあるといえます。

Ⅰ群：ほとんど正常、安静・経過観察とする。

Ⅱ群：うっ血所見を認めます。

うっ血をとるために利尿・血管拡張などを行う。

Ⅲ群：末梢循環不全（低灌流所見）を認める。

心拍出量を上げるためにカテコラミンなどが投与される。

Ⅳ群：超重症な状態。うっ血とともに、末梢循環不全を認める。

補助循環などが必要になる可能性も考慮する。

 フォレスター分類では、ノーリア・スティーブンソン分類（参照〈第2章20 ノーリア・スティーブンソン分類で見逃せない7つのポイント〉p.65〜67）と同じことを示しています。ノーリア・スティーブンソン分類では患者さんの手足を触って評価しますが、フォレスター分類ではガンツを利用します。

フォレスター分類と治療

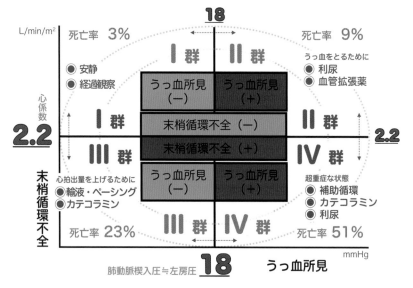

ガンツは、侵襲的な検査なのでそう簡単にはできません。救急や急変のときには、手足に触れるだけで循環動態を評価できるノーリア・スティーブンソン分類が役立つかもしれませんね。

8 スワンガンツカテーテルの 必要物品と手技の流れ

✓ スワンガンツカテーテルの必要物品と手技の流れ

ここでは、心臓カテーテル室で挿入する**スワンガンツカテーテル（ガンツ）**のお話をします。「ガンツ」に必要なものは、次のとおりです。

- ・スワンガンツカテーテル
- ・三方活栓（2個）
- ・局所麻酔セット
- ・シース
- ・5mLまたは10mLシリンジ
- ・18G注射針
- ・凍った生理食塩液（100mL）

挿入の方法は、次のとおりです。

①まず局所麻酔をします。挿入部位は右の内頸静脈または右上腕静脈のどちらかが多いです。

集中治療室や心外手術などのために手術室で挿入するときは若干手順が違いますので、ご注意ください。

②シースを挿入します。

③スワンガンツカテーテルを挿入します。

④スワンガンツカテーテル先端を経静脈的に右心房→右心室→肺動脈→右または左肺動脈に挿入します。

⑤心内圧を測定（肺動脈楔入圧・右または左肺動脈圧）します。

⑥心拍出量を測定します。

- ・スワンガンツカテーテルをポリグラフの心拍出量（CO）ラインに接続する。
- ・5mLまたは10mLシリンジに18G注射針を取り付けて、凍った生理食塩液の溶けた分を吸う→シリンジを冷やす。
- ・5mLまたは10mLの生理食塩液を吸う。
- ・心拍出量を測定する。　※5mLか10mLかはポリグラフの設定によります。

⑦心内圧を測定します（肺動脈楔入圧→肺動脈圧→右心室圧→右心房圧→下大静脈圧）。

図解！ スワンガンツカテーテル

スワンガンツカテーテル

注）カテ室で測定だけするためのタイプと集中治療室とかで長期留置するタイプの2種類があるよ

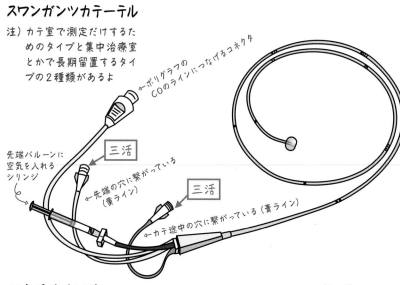

←ポリグラフのCOのラインにつなげるコネクタ

先端バルーンに空気を入れるシリンジ

三活

←先端の穴に繋がっている（黄ライン）

三活

←カテ途中の穴に繋がっている（青ライン）

三方活栓（2個）

☐ スワンガンツカテの2本のラインに接続
・耐圧三活じゃなくてもいい（静脈圧なので）

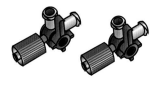

局麻セット

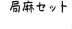

シース

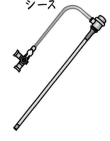

生理食塩液（凍ったやつ）

☐ COの測定のとき使う
・0℃ 半分凍ったやつ

5mL または 10mL シリンジ（2〜3本）

☐ COの測定のとき使う・ポリグラフの設定によって5mLか10mLシリンジどちらが必要か変わる
・ロック式シリンジが望ましい

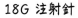

18G 注射針

☐ COの測定のとき・冷却水を吸うときに使う

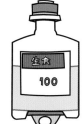

生食
100

9 スワンガンツカテーテルでは心内圧測定もできる

☑ 何ができるようになればよいか？

スワンガンツカテーテル（ガンツ）でわかることはフォレスター分類だけではありません。ここでは、「心内圧」についてお話ししますね。

ガンツは、カテーテルを進めていくなかで、そのところどころで圧力を測っていきます（心内圧測定）。これにより得られる圧力波形は、そのところどころによって違います。**まずは波形を見てどこの波形かわかるようになればよいですね**。また、波形の異常を見つけることによって、「心臓で今、何が起こっているのか？」を推測できるようになりましょう。それでは、心臓のそれぞれの部位の圧力を見ていきましょう。

☑ 肺動脈楔入圧（PCWP）

肺動脈楔入圧（pulmonary capillary wedge pressure；PCWP）は、肺動脈の奥のほうにガンツを進めていき、風船を膨らませます（**血管内で風船を膨らませるなどして血流遮断させることをウェッジ**といいます）。右心室側からの血流を遮断し、ガンツ先端の圧を出します。

このときのガンツ先端の圧は、どこの圧を見ているのか？ それは肺の中の細かい血管を通り抜けて、その先にある**左心房の圧**を見ているっていうことになります。平均圧は6～12mmHgと、とても低い圧が認められます。

でも、例えば僧帽弁閉鎖不全（僧帽弁は左心房と左心室の間の弁）が起こると、左心室から左心房へ血流が逆流してきます。そのために左心房の中がパンパンに張ってしまいます。これによってPCWPが高くなってしまうってことなんですね。

☑ 肺動脈圧（PAP）

肺動脈（pulmonary artery；PA）は、右心室から肺動脈に入ってすぐのところをメインPAと呼び、メインPAから左右のPAに分かれていきます。肺

塞栓など肺の状況を詳しく見たいときには、左右それぞれの**肺動脈圧**（pulmonary artery pressure；PAP）を見ることになります。多くはメインPAの値を記録することが多いです。

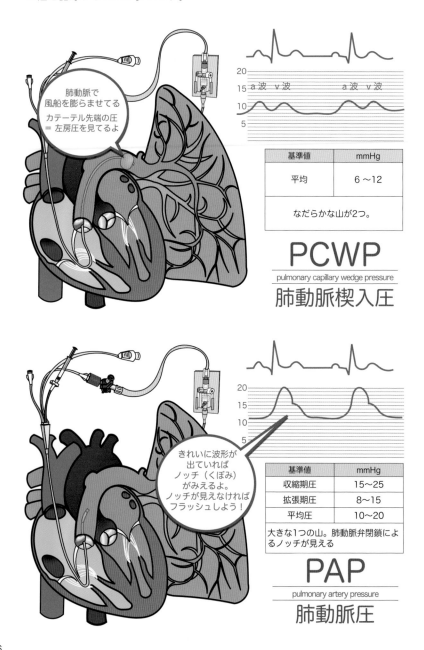

肺動脈で
風船を膨らませてる
カテーテル先端の圧
＝ 左房圧を見てるよ

基準値	mmHg
平均	6 〜12

なだらかな山が2つ。

PCWP
pulmonary capillary wedge pressure
肺動脈楔入圧

きれいに波形が
出ていれば
ノッチ（くぼみ）
がみえるよ。
ノッチが見えなければ
フラッシュしよう！

基準値	mmHg
収縮期圧	15〜25
拡張期圧	8〜15
平均圧	10〜20

大きな1つの山。肺動脈弁閉鎖によるノッチが見える

PAP
pulmonary artery pressure
肺動脈圧

先ほどのPCWPの測定の前にはPA圧を見てからウェッジさせると思います が、このときPA圧の"**ノッチ**"に注目です。この**ノッチは肺動脈弁が閉鎖 した証拠となるくぼみです**。もし、このノッチが不鮮明（見えない）で山が なだらかな場合は、カテーテルや圧ライン、トランスデューサーのどこかに エア（空気）が残っているために波形が鈍っている状態かもしれません。もう 一度、**圧ライン全体をフラッシュしてノッチを確認できるようにしましょう**。
　PA圧が高ければ（平均圧で25mmHg以上）肺高血圧状態であるといえる でしょう。肺高血圧状態は肺動脈の手前の右心室にとって血液を拍出するの に負荷になり、それによって右心室圧を上げることになります。この状態は 右心室から血液を拍出しづらい状況であり、右心不全であるといえます。
　右心不全は全身状態に影響を与え、極めて悪い状態のときもあります。

☑ 右心室圧（RVP）

　右心室圧での注目ポイントは、小さな山と大きな山の間のくぼみ部分、**拡 張末期圧**（right ventricular end-diastolic pressure；**RVEDP（エンド）**）で す。肺高血圧や右心室の収縮力が低下している状況は、右心室内の血液を送 りきることなく右心室内に血液を残してしまうため、右心室が拡張したとき の圧が高くなってしまいます。

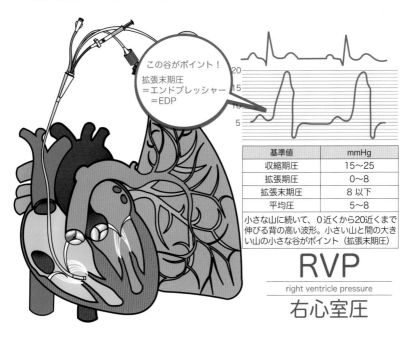

この谷がポイント！
拡張末期圧
＝エンドプレッシャー
＝EDP

基準値	mmHg
収縮期圧	15～25
拡張期圧	0～8
拡張末期圧	8 以下
平均圧	5～8

小さな山に続いて、0近くから20近くまで 伸びる背の高い波形。小さい山と間の大き い山の小さな谷がポイント（拡張末期圧）

RVP
right ventricle pressure

右心室圧

その状態では、その後も血液が拍出しにくくなってしまいます。これがエンドが高い状態です。**右心不全**の状況であるということが推測されます（※ほかのパラメーターと併せて総合的に判断する必要があります）。

☑ 右心房圧（RAP）

　右心房圧（right atrium pressure；**RAP**）は、なだらかな山が２つ認められますが、平均圧が高くなるってことは右心房が張っているということになります。これはうっ血しているということであり、**血液循環**が悪い状態であることを示します。三尖弁閉鎖不全によって三尖弁逆流があるときも右房圧の上昇が認められます。

　また、心房中隔欠損（atrial septal defect；ASD）は左心房と右心房との間の壁が欠損している状態ですが、この場合、左心房から右心房へ血液が流入します。そのため、左心房圧より少し低い右心房圧は左心房圧の値に近くなる（≒PCWP）ということになります。

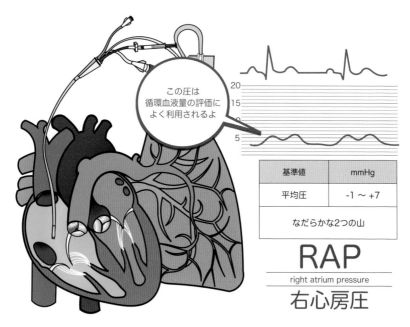

この圧は
循環血液量の評価に
よく利用されるよ

基準値	mmHg
平均圧	-1 ～ +7
なだらかな2つの山	

RAP
right atrium pressure
右心房圧

ガンツから血液を採取して血ガスでSpO₂を見るサンプリング検査っていうものがあります。本来、右心房内は全身を巡った血液が返ってきますのでSpO₂が低くなっているはずですが、左心房から酸素化された血液が流入することによりSpO₂が高くなります。この検査により左心房と右心房のシャント率を見て、手術適応かどうかなどの診断をすることもあります。

☑ おまけで0点の取り方もお伝えします

　心内圧を測定するときは圧の"0（ゼロ）"を取ることが重要です。特に右心系の圧は数mmHgのズレが判断を惑わすことになりかねません。しっかり"0"を確認しましょう。

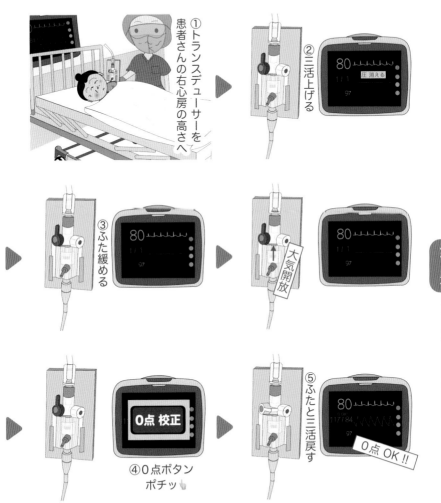

①トランスデューサーを患者さんの右心房の高さへ

②三活上げる

③ふた緩める

大気開放

④0点ボタン ポチッ 👆

0点 校正

⑤ふたと三活戻す

0点 OK !!

10 血管内超音波アイバスで血管内診断を行うときにわかること

☑ 血管内診断は何を観察しているか

冠動脈の診断には、4つの「視点」があります。

> ①心臓全体を観察して冠動脈の評価をする＝心電図や心エコー
> ②冠動脈を外の見た目から評価する＝冠動脈CTや冠動脈造影
> ③冠動脈の中から心筋への血液供給状態を評価する＝血流予備量比（FFR）など
> ④冠動脈の中から血管の内側の見た目を評価する＝血管内診断→血管内超音波アイバス（IVUS）・光干渉断層撮影法（OCT）など

　ここでは、IVUSとOCTについてお話をしていきます（参照〈第1章8 動脈血管の構造は？〉p.23、〈第1章9 動脈硬化にとってのリスクファクターは？〉p.24〜26、〈第1章10 動脈硬化が起こるとき〉p.26〜28）。

　動脈硬化がつくられる過程では、さまざまな組織がつくられていきます。コレステロールの塊やカルシウムの塊、それを覆う線維組織など、動脈硬化は一つの塊ではなく、さまざまな組織からできています。

　血管内診断は、その動脈硬化（プラーク）がどのようなものから形成されているのか？ というのを観察するものなのです。

　血管内超音波アイバス（intravascular ultrasound；IVUS）は、超音波を使って血管内の様子を観察するものです。超音波は組織の硬さから色が変わります。やわらかいものは黒、硬いものは白く見えるのです。例えば、水は黒、骨は白という具合です。動脈硬化でいうと、コレステロールの塊（＝リピット）は油の塊なので黒く見えます。カルシウムの塊（＝石灰化）は石のような塊なので白く、時には白く輝いて見えます。

　ちなみに、**光干渉断層撮影法（optical coherence tomography；OCT）の色は、IVUSの逆に見えてくる**かと思います。

☑️ 血管内超音波アイバスでの観察ポイント

　では、IVUSでどのようなことについて観察しているのかをお話ししていきます。IVUSで動脈硬化を観察するポイント4つ（経皮的冠動脈インターベンション〔PCI〕前）は次のとおりです。順に見ていきましょう。

①血管の3層構造（内膜・中膜・外膜）の観察
②動脈硬化がどのような組織なのか？
③動脈硬化はどのような位置（枝との位置関係）にあるのか？
④血管径と内腔径、そして動脈硬化の長さ

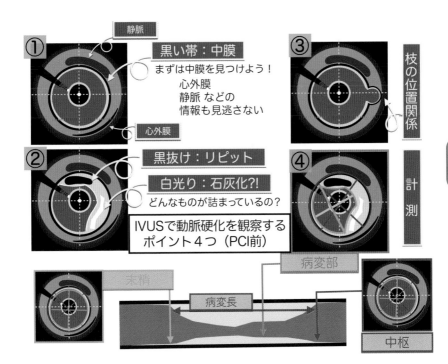

①　静脈

黒い帯：中膜
まずは中膜を見つけよう！
心外膜
静脈 などの
情報も見逃さない

心外膜

③　枝の位置関係

②　黒抜け：リピット
白光り：石灰化?!
どんなものが詰まっているの？

IVUSで動脈硬化を観察する
ポイント4つ（PCI前）

④　計測

末梢

病変部

病変長

中枢

①血管の3層構造（内膜・中膜・外膜）の観察

　まずは血管の内膜・中膜・外膜の3層構造を観察します。とはいえ、IVUSでは内膜は薄すぎて観察することはできません。中膜は黒く抜けたように見えます。これを目印に血管構造を観察します。その中膜がIVUSの中心から外側にあることが、IVUSが血管内にあることの証明となります。

また、外膜の外側には心外膜や静脈が見えてくることがあります。これらも併せて観察して、全体のオリエンテーションを捉えます。

②動脈硬化がどのような組織なのか？

　前述したとおり、IVUSでは組織ごとに色を変えて観察することができます。そのため、「リピット（コレステロールの塊）が多めなのか？」「石灰化が多めなのか？」「線維性組織は分厚めなのか？」「血栓があるのか？」などを観察します。

　それによって、「最初に風船で拡張するのか？」「ステントをいきなり入れるのか（ダイレクトステント）？」「スコアリングバルーンで拡張するのか？削るのか？」などの治療の方法が検討されます。

③動脈硬化はどのような位置にあるのか？

　IVUSによって、**「動脈硬化がどのような位置にあるのか？」**というのを観察します。これは主に冠動脈造影とのコラボレーションにより観察します。動脈硬化は血管の側枝がある分岐部に多く存在します。IVUSを見る前にまずは冠動脈造影をよく観察します。「血管の外側からどこが細くなっているのか？」「そこに側枝があるのか？」「側枝があれば、それは太いのか？」「その側枝と動脈硬化の位置関係は？」「動脈硬化は側枝側か？」「それとも反対側か？」などを観察しておきます。その情報をもとにIVUSを観察すると側枝を目印に、今どこを観察しているのかがわかってきます。血管の外側と内側で動脈硬化の形・位置を十分に観察したうえでPCIを行います。

④血管径と内腔径、そして動脈硬化の長さ

　血管径と内腔径・病変長を計測します。血管径と内腔径の計測は病変の末梢側（奥）・いちばん細いところ（病変部）・中枢側（手前）の少なくとも3点を計測します。このなかでも大切なのは**末梢側の血管径の計測**です。通常、血管径は奥に行けば行くほど細くなっていきます。もし、末梢側の血管径を超えるサイズの風船やステントを選択してしまうと冠動脈が破裂する可能性があるので、特に末梢の血管径を計測し、それ以上のサイズのデバイス選択にならないようにします。

　病変長に関しては、まずは治療対象となる動脈硬化の最短の長さを計測します。そして、その末梢側と中枢側を見て、どれくらい余裕があるのかを確認します。

　余裕を確認するっていうのは、「新たな動脈硬化がもしある場合、どのくらい先にあるのか？」「側枝がある場合、そこからどのくらい先にあるのか？」「もし以前にステントを入れていた場合、そのステントまではどれくらいの長さなのか？」などを計測しておくということです。

索引

著者紹介

野崎暢仁 (のざき・のぶひと)

医療法人新生会総合病院高の原中央病院 かんさいハートセンター
臨床工学科 技士長 ME センター センター長／
西日本コメディカルカテーテルミーティング（WCCM）
副代表世話人

1996年4月	医療法人社団慈恵会神戸総合医療介護福祉専門学校（現：神戸総合医療専門学校）臨床工学科入学
1999年3月	医療法人社団慈恵会神戸総合医療介護福祉専門学校臨床工学科卒業
1999年4月	医療法人財団康生会武田病院臨床工学科入職
2013年3月	医療法人財団康生会武田病院退職
2013年4月	医療法人新生会総合病院高の原中央病院入職

日本心血管インターベンション治療学会（CVIT）近畿支部コメディカル部会長、西日本コメディカルカテーテルミーティング（WCCM）副代表世話人、近畿心血管治療ジョイントライブ（KCJL）世話人

メディカセミナー『グッと身近になる「心カテ看護」〜カテ出しからカテ中の介助、そして病棟帰室後まで〜』など多数の講演や、専門誌『HEART nursing』、書籍『WCCMのコメディカルによるコメディカルのための「PCIを知る。」セミナー：つねに満員・キャンセル待ちの大人気セミナーが目の前で始まる！』(メディカ出版、2016年、西日本コメディカルカテーテルミーティング 編著)、『これさえあれば自信をもって心カテ室に入れる 心臓カテーテルのギモン104：CAG・PCI・デバイス・声かけ・止血・急変対応…ほんとに知りたい＆伝えたいことだけ集めました』（メディカ出版、2023年、共著）など、執筆も多数。

本書は、小社WEBメディア「メディカLIBRARY」公開の「心臓のはなしをしましょうか」
（#001〜051〔2020〜2022年〕）を大幅に加筆・修正し、まとめたものです。

心カテのはなしをしましょうか
－ナース・CE が楽しくイメージできる

2023年10月5日発行　第1版第1刷
2024年6月10日発行　第1版第2刷

著　者　野崎 暢仁

発行者　長谷川 翔

発行所　株式会社メディカ出版
　　　　〒532-8588
　　　　大阪市淀川区宮原3−4−30
　　　　ニッセイ新大阪ビル16F
　　　　https://www.medica.co.jp/
編集担当　渥美史生・詫間大悟
編集協力　芹田雅子・加藤明子
装幀・組版　イボルブデザインワーク
表紙イラスト　ホンマヨウヘイ
印刷・製本　株式会社シナノ パブリッシング プレス

Ⓒ Nobuhito NOZAKI, 2023

本書の複製権・翻訳権・翻案権・上映権・譲渡権・公衆送信権
（送信可能化権を含む）は、（株）メディカ出版が保有します。

ISBN978-4-8404-8211-0　　Printed and bound in Japan

当社出版物に関する各種お問い合わせ先（受付時間：平日9：00〜17：00）
●編集内容については、編集局 06-6398-5048
●ご注文・不良品（乱丁・落丁）については、お客様センター 0120-276-115